Karoline Klemke

Totmannalarm

Karoline Klemke

Totmann Alarm

BEGEGNUNGEN MIT STRAFTÄTERN

dtv

Redaktion: Ulrich Seidler
Satz: Fotosatz Amann, Memmingen
Gesetzt aus der Arno Pro
Druck und Bindung: CPI books GmbH, Leck
Printed in Germany · ISBN 978-3-423-28330-4

Inhalt

Vorbemerkung

Ich bin Psychotherapeutin. Seit zwanzig Jahren behandle und begutachte ich Straftäter.

Dabei bin ich interessanten Menschen begegnet. Depressiven Vergewaltigern, ehrgeizigen Berufskriminellen, unterernährten Mördern, zutraulichen Räubern, pädophilen Nazihooligans. Und ich traf auf Kollegen aus anderen Berufen. Sozialarbeiterinnen, Ärzte, Krankenpfleger, Juristinnen. Mit meiner eigenen Lebensgeschichte, Erinnerungen und Konflikten. Im Kosmos von Gefängnis, Maßregelvollzug und Straftäterambulanz.

Die Geschichten der Psychotherapeutin Christiane Richter und ihrer Patienten in diesem Buch sind fiktiv. Doch sie beruhen auf meinen Erfahrungen.

Insofern ist kaum etwas wirklich, aber alles wahr.

In die Klinik

Meine Familie besteht zu einem Gutteil aus bildenden Künstlern. Als ich vier Jahre alt war, wurde ich zu einer Ausstellungseröffnung mitgenommen. Man setzte mich in einer Ecke auf einem klar lackierten Holzstuhl mit der Anweisung ab, diesen Platz nicht zu verlassen, und ließ mich allein. Die Aufforderung war ganz unnötig, meine Sandalen schwebten in schwindelerregender Höhe über dem Fußboden, ohne Hilfe wäre ich niemals von dort weggekommen.

Also beobachtete ich die Menschen um mich herum. Ich sah eine schlanke, sehr geschmückte Dame. Sie stelzte durch den Raum an den beleuchteten, schwarz gerahmten Bildern vorbei, in ihrem blonden Haar steckte ein großer silberner Federpuschel, der Mund war dunkel geschminkt. Sie sah aus wie eine Mischung aus Zirkuspferd und Storch. Vor einem weißbärtigen, rotgesichtigen Mann blieb sie stehen, der war einen ganzen Kopf kleiner und berührte sie fast mit seinem großen Kugelbauch. Beide lachten sehr laut und ihm stand der Schweiß auf der Stirn. Ich wunderte mich. Es sah anstrengend aus. Als ich ihn später fragte, ob er ein Baby bekommt, lächelte man verdruckst und schob mich zur Seite.

Es gab viele Bilder in meiner Familie und wenig Worte. Menschen, die malten, aber nicht sprachen. Mit meiner Verwunderung blieb ich allein.

Später studierte ich Psychologie. Vielleicht deshalb.

Nach Abschluss des Studiums arbeitete ich mit obdachlosen Jugendlichen in einem Berliner Brennpunktkiez. Innerhalb von einem Jahr hatten drei ihrer Gangs messerbewaffnet unser Büro heimgesucht. Als ich schwanger war, kündigte ich. Sechs Monate später verließ mich Andreas und ich bekam unseren Sohn Max allein. Drei Tage in der Woche holte er ihn nachmittags ab und brachte ihn abends an meine Wohnungstür, die ich bewachte wie eine Festung. Nach einem Jahr war das Geld aufgebraucht, und ich suchte eine neue Arbeit. Etwas Sicheres sollte es sein.

So fuhr ich an einem regnerischen Montagmorgen in meinem alten Seat nach Norden in Richtung einer großen Nervenheilanstalt, zu der auch eine Klinik für Forensische Psychiatrie gehörte. Ausgerechnet dort, im Maßregelvollzug, wo psychisch kranke und gefährliche Verbrecher als Patienten behandelt werden, gab es einige der wenigen Stellen für Berufsanfänger. Die Absurdität fiel mir erst Jahre später auf.

Ich hatte den Kindersitz auf die enge Rückbank geräumt und alle Babykekskrümel und Hundehaare von meiner schwarzen Anzughose gewischt. Auf dem Weg regnete es so stark, dass ich kaum zwei Meter der Straße sehen konnte. Zweimal bog ich falsch ab und musste wenden, um die Richtung wiederzufinden. Mein Ziel war ein Städtchen, das lang gezogen an einer Hauptverkehrsstraße lag, gesäumt von verfallenen Industriebauten aus der Jahrhundertwende. Zeichen einer einst blühenden Schwerindustrie, die der Gegend zu Wohlstand verholfen hatte. Überreste davon ragten nun in Form von halb abgetragenen Schornsteinen und verrosteten Kränen in den Himmel. Dazwischen grasten Kühe. An der Straße reihten sich Dönerläden, Pflegedienste und Bestattungsunternehmen.

Das Klinikgelände lag etwas außerhalb der Stadt, zwischen einer befahrenen Ausfallstraße und einem sumpfigen Waldgebiet. Es war eine der ersten im Pavillonstil errichteten Klinikanlagen, erbaut im 19. Jahrhundert als Märkische Provinzial-Irrenanstalt. In einem weitläufigen Parkgebiet standen unter hohen Buchen zweigeschossige Villen aus rotem Backstein mit breiten Fenstern und gemauerten Balkonen. Einige davon wurden schon lange nicht mehr genutzt. Die Fenster und Türen waren mit Brettern vernagelt und in den Regenrinnen wuchsen junge Birken.

Ich hatte sichere Arbeit gesucht und gefunden. Das Auto parkte ich auf einem der vorgelagerten Parkplätze und lief suchend durch das verwinkelte Gelände. Ich fand die Klinik für Neurologie, die Notaufnahme und die Klinik für Innere Medizin. Nur nicht den Maßregelvollzug. In dem Bemühen, pünktlich zu sein, bog ich nach mehreren ratlosen Blicken auf verwitterte Wegweiser um eine Ecke und stand unvermittelt vor einem vier Meter hohen, feinmaschigen Zaun. An dessen oberem Ende war Stacheldraht in engen Rollen angebracht, von dem der Regen perlte. Dahinter stand eine alte Villa mit zwei Seitenflügeln, vergitterten Fenstern und Videokameras an jeder Hausecke.

Offenbar war ich am Ziel.

Ich bog nach rechts und lief an dem Zaun auf das graue Pförtnerhaus zu. Dabei streifte mein Blick den Klinikgarten.

Neben gepflegten Blumenbeeten, in denen Narzissen und Stiefmütterchen blühten, war ein Teich angelegt, vor dem sich ein Entenpaar im nassen Gras duckte. Daneben stand ein gemauerter Grill. Vorgartenidylle.

Ich war nervös. Das Vorstellungsgespräch im Ministerium war schon einige Monate her. Die Zusage kam spät, und ich hatte nicht gewusst, ob ich mich freuen sollte. Dieser Ententeich machte aber einen zivilisierten Eindruck. Vor den alten Eingang des Hauses hatte man ein schmales Torhaus gebaut, in dessen Front eine hohe graue Stahltür eingelassen war. Auf einem matt silbernen Klingelbrett daneben gab es zwei Knöpfe ohne Beschriftung. Ich entschied mich für den oberen.

Ein Summen ertönte und die dickwandige Stahltür öffnete sich mit einem scharfen Zischen. Ich trat in einen fensterlosen, schmalen Raum von der doppelten Größe eines Kleiderschrankes. Links von mir, hinter einer grünen Glaswand, lächelte mich ein Mittsechziger in blaugrauer Uniform freundlich an. Auf seiner Brust prangte ein rot gesticktes Logo: »SICHERHEIT«. Ich fand in seinem Gesicht keine Anzeichen von tödlicher Gefahr. Die Tür schloss sich mit einem scharfen lang gezogenen Zischen hinter mir. Der Mann legte zwei Gegenstände in ein Schubfach, das sich durch die Wand hindurch vor mir öffnete, und zog ein Mikrofon an sich heran.

»Hier Ihr Schlüssel. Und das Alarmgerät. Es hat einen Totmannalarm!«

Die Sätze fielen aus dem Lautsprecher auf mich herab.

»Sie dürfen es niemals länger als fünfundvierzig Sekunden waagerecht liegen lassen, sonst wird auf zwei Stationen

Alarm ausgelöst. Sie werden geortet und alle Pfleger rennen zu Ihnen. Also seien Sie vorsichtig damit.«

Im Schubfach lagen ein großes Schlüsselbund und ein schwarzes viereckiges Gerät. Es sah aus wie ein kleiner Walkie-Talkie, mit einem großen roten Knopf auf der Oberseite. Ich nickte etwas beklommen und nahm beides heraus.

Er zog das Schubfach mit einem Ruck zurück und legte einen Stapel Papiere hinein. Allgemeine Sicherheitshinweise, Schlüsselbelehrung, Bedienungsanleitung. Das Alarmgerät konnte man sich an den Hosenbund klemmen, und das tat ich. Zum Glück trug ich kein Kleid. Ich legte den Schlüssel neben mich und unterschrieb die Papiere, während er mir weitere Anweisungen gab. Das Schlüsselbund immer bei sich tragen, jede gekennzeichnete Tür hinter sich verschließen, keine waffenartigen Gegenstände mitführen, Handys, Besteck, Glas unter Verschluss halten, Alarmgerät stets bei sich tragen. Er endete mit den Worten: »Sie bekommen später noch eine ausführliche Sicherheitseinweisung.«

»Ahm«, antwortete ich, und nach einem erneuten Zischen, begleitet von aufforderndem Nicken, trat ich durch die zweite Stahltür in das Gebäude ein. Ich stand in einem schmalen, langen Flur. Die Wände waren an die drei Meter hoch und mit einem vergilbten Lack gestrichen, der an einigen Stellen abplatzte. Eine Reihe Neonröhren strahlten von der Decke weißes Licht aus. Es roch nach Kartoffelkeller, Desinfektionsmittel und Kaffee. An der rechten Seite war ein hohes Gitter mit einer Tür in die Wand eingelassen, es trennte den dahinter liegenden Patientenflur vom Personalbereich. Neben dem Gitter hatte man ein weißes Kunststoffschild angebracht, auf dem in großen schwarzen Druckbuchstaben stand: »Station 8«, darunter ein roter Schlüssel mit Ausrufezeichen.

Genau auf meiner Augenhöhe sah ich auf zwei Fäuste mit weißen Knöcheln, die das Gitter umklammerten. Die Finger waren tätowiert. »HATE« entzifferte ich, und aus irgendeinem Grund fiel mein Blick zuerst nach unten auf eine ausgebeulte Jogginghose und Füße, die in Badelatschen steckten und deren Zehennägel sonderbar verformt waren. Bevor ich auf das Gesicht des Fußbesitzers schauen konnte, kam ein Mann auf mich zu. Er trug keine Uniform, sondern ausgewaschene Jeans und ein himmelblaues Hemd. Die Breite des Flurs füllte er fast aus, und er knurrte dem Patienten, der nicht viel kleiner war als er, im Vorbeigehen etwas zu. Der Patient knurrte zurück, drehte sich um und ging. Ich kam mir vor wie in einem Hundezwinger.

Der Oberpfleger war ein massiger Mann mit einem murmelförmigen Kopf, in dem seine Augen im Fett versanken. Sie waren bemerkenswert blau. Er war in seinen Fünfzigern und sicher als junger Mann nicht unattraktiv gewesen. Nun aber hatte das Fett seiner Mimik jeden Ausdruck und seinem Körper jede Gestalt genommen, ihn aber zu einer eindrucksvollen Erscheinung werden lassen. Zu einem Berg von Mann. Er begrüßte mich mit einem knappen Nicken und wies mir den Weg zu meinem Arbeitszimmer. Wir gingen eine halbe Treppe hinauf, bogen um zwei Ecken, gingen noch paar Treppen hinauf, und nach mehreren Biegungen durch schmale Gänge kamen wir an einer Tür vorbei, an der stand »Sekretariat Frau Radtke«. Noch zwei Ecken weiter waren wir in einem kleinen Büro unter dem Dach angekommen. Ein abgerissenes liniertes Papier war geknickt in das

Sichtfenster des Türschildes geschoben. Mit ungelenker Schrift und blauem Kugelschreiber hatte jemand »Frau Richter« darauf geschrieben. Die Tür war nicht verschlossen. Wir traten ein. Das vergitterte Fenster auf der gegenüberliegenden Wand war nicht größer als ein Handtuch. Neben dem Fenster drängten sich auf der rechten Seite ein Schreibtisch und ein grauer Aktenschrank. Links standen an einem ebenso grauen Tisch zwei Metallstühle mit blauroten Sitzpolstern, die an S-Bahn-Sitze vor zwanzig Jahren erinnerten. Hier sollten offenbar die Gespräche geführt werden. Neben mir war hinter einer Plexiglasscheibe, auf der »Hausalarm« stand, ein roter Alarmknopf in die Wand eingelassen. Ich drehte mich zu dem Oberpfleger um.

Er blickte mir fest in die Augen: »Ich sage Ihnen, was hier mein Konzept ist. Im Zweifel spritzen wir die erst mal richtig runter und dann bauen wir sie schrittweise wieder auf. Alle paar Monate kommt hier ein Anfänger wie Sie. Glauben Sie bloß nicht, dass wir alles mitmachen, nur weil Sie einen Doktor haben.«

Er wartete meine Antwort nicht ab. Ich hatte sowieso keine. Keine Antwort, keinen Doktor.

»Guten Start dann. Um acht Uhr ist Morgenrunde auf der Station. Hier links entlang und die Treppe hinunter, dann sind Sie da.«

Ich sah von hinten auf seinen breiten Rücken und die halbrunden Schweißflecken unter den Ärmeln seines Hemdes. Er schloss die Tür. Das Fenster gab den Blick frei auf den Stacheldrahtzaun und einen Erlenwald dahinter, unter dem das Sumpfwasser matt schimmerte. Es hatte aufgehört zu regnen.

Ich glättete mit den Händen meine krümelfreie Anzughose. Was wollte der eigentlich von mir? Waren das Unterlegenheitsgefühle, die sich in chronischer Wut zeigten? Hierarchie- und geschlechtsbezogener Dominanzkonflikt?

Ich beschloss, das Verstehen auf später zu verschieben, und setzte mich auf dem schwarzen Drehstuhl an den Schreibtisch. Der war leer, bis auf einen Zettel, auf dem ein Schokoladenglückskäfer lag. »Guten Start. Radtke« stand darunter. Ich stellte den Computer an, aber als er hochgefahren war, las ich: »Zugang verweigert«, und so drehte ich mich um und öffnete den Aktenschrank. Zwanzig schwarze Leitz-Ordner hatte man mir hereingestellt, alphabetisch geordnet und mit Namen und Geburtsdatum versehen. Meine Patienten.

Ich atmete tief ein. Diese Männer waren gefährlich. Mörder, Vergewaltiger, Pädophile. Durch eine Behandlung in diesem Krankenhaus sollten sie weniger gefährlich werden. Auch durch Gespräche mit mir. Ein wahnsinnig übertriebener Anspruch, den ich nicht bemerkte. Nur ein etwas flaues Gefühl im Magen. Ich sah auf die Uhr. Es war kurz vor acht, ich war spät dran für die Morgenrunde. Aus der Tür trat ich in einen dunklen Gang, in dem Bürostühle gestapelt waren. Links führte nach zwei Schritten eine Gittertür in ein Treppenhaus mit einem Fenster aus Milchglas. Daneben hing das Schild mit dem roten Schlüssel. Ich schloss auf und hinter mir wieder ab.

Der Sicherheitsmann hatte mir eingeschärft, jede gekennzeichnete Tür zu verschließen und niemals einen Schlüssel in der Nähe von Patienten liegen zu lassen. Und es gab viele Schlösser in der Villa und deshalb eine Vielzahl Schlüssel, einer davon war ein fünfundzwanzig Zentimeter langer gusseiserner Bartschlüssel.

Ich war in Eile. Ratlos sah ich an mir herunter. Das Schlüsselbund wog ein knappes Kilo. Wohin damit? Ist das wohl auch zu orten, wie das Alarmgerät?, fragte ich mich.

Meine Hose hatte keine Taschen und so blieb mir nichts anderes übrig, ich lief mit dem großen Bündel in der Hand die Treppen hinunter, bis ich eine Tür fand, auf der »Station 8« stand. Welcher Schlüssel passt da jetzt? – ich nestelte herum und probierte einige aus, nicht ohne mich zu fragen, wie mein vergebliches Stochern im Schloss wohl auf der anderen Seite ankommen würde. Endlich passte einer von vier vollkommen gleich aussehenden Sicherheitsschlüsseln.

Hastig schloss ich auf, trat in einen leeren Flur, schaute mich um und war erleichtert. Ich war auf der Station gelandet. Mein zweiter Sucherfolg an diesem Tag. Kein Mensch war zu sehen. Vor mir tat sich eine Veranda auf, die in den Garten mit den Enten führte. Rechts und links davon gingen die Türen zu den Patientenzimmern ab. Ich lief in die Richtung, in der ich den Gruppenraum vermutete. Nach ein paar Schritten tauchten plötzlich rechts von mir in Kopfhöhe eine Reihe schmaler Fenster auf, die den Blick in einen großen Raum freigaben. Drinnen saßen im Kreis eine Truppe Männer, die offenbar warteten und mich mit Blicken von der Seite verfolgten. Ich wurde rot. Die Fensterfront nahm kein Ende. Ich atmete tief ein, zog die Schultern nach hinten, bemüht um einen aufrechten Gang und eine Art selbstsicheren Gesichts.

So trat ich in den großen Raum ein. »Guten Morgen«,

sagte ich in die Runde in einem Ton, von dem ich glaubte, er würde energisch klingen.

In der Ecke mickerte eine blasse Yuccapalme vor sich hin, der Blick aus dem Fenster gegenüber endete auf einer Mauer. Ich erkannte den Oberpfleger, neben ihm saß der Chefarzt in Zivil. Er sah weniger formell aus als bei unserem Termin im Ministerium. Seine dünnen langen Haare hatte er zu einem Zopf gebunden, sein Bauch wölbte sich hervor wie ein Fremdkörper. Er trug Jeans und ein altrosafarbenes T-Shirt. Die Wangen hingen schlaff herab, wie die von dem alten Basset, der Hund unseres Nachbarn, nur die schwarzen Augenbrauenbüschel gaben dem Gesicht etwas Halt. Er wäre ohne Weiteres als Insasse durchgegangen.

Links und rechts in der Runde saßen die Patienten, bekleidet mit Jogginghosen und T-Shirts in unterschiedlichen Abnutzungsgraden. Eine kurz geschorene, missgestimmte Männermasse, die nicht auf mich gewartet hatte.

Der Chefarzt sah mich an und sagte knapp: »Da sind Sie ja. Wir haben schon mal angefangen. Sie können sich wohl allein vorstellen.«

Mit ein paar Schritten, noch immer hochrot, einem sperrigen Schlüsselbund in der Hand, einem Alarmgerät an der Hose und einem Kloß im Hals, ging ich durch die Runde auf den leeren Platz neben dem Arzt zu. Steif setzte ich mich auf die Stuhlkante, die Knie aneinandergepresst, und umklammerte das Schlüsselbund mit beiden Händen. Ich versuchte ein Lächeln und sagte mit trockenem Mund: »Ich heiße Frau Richter. Ich arbeite seit heute hier.«

»Na mal sehen, wie lange noch«, tönte es aus der

Gruppe. Die Männer lachten. Arzt und Pfleger verzogen keine Miene.

»Wie alt sind Sie eigentlich?«, fragte ein magerer Mittvierziger. Er lag fast auf dem Stuhl, mit weit in die Mitte ausgestreckten Beinen. Seine Stimme war übermütig, die Füße steckten in schwarzen Badelatschen.

Ich zögerte. Darf der das eigentlich fragen? Und darf ich antworten?

Hilfe suchend sah ich den Chefarzt neben mir an, aber der musterte nur seine blau karierten Gesundheitsschuhe.

Nach einem Moment des Schweigens antwortete ich: »Achtundzwanzig?«

»Und Sie haben viel Erfahrung in diesem Bereich?«, fragte er spöttisch und beobachtete die Wirkung seiner Worte in der Runde, ein allgemeines Grinsen. Nur ein schmaler junger Mann mir gegenüber lachte nicht. Ich konzentrierte mich auf den Fenstergriff hinter ihm. Rissig silbern hing er am Rahmen.

Und da passierte es.

Auf der Suche nach einer Antwort war ich auf dem Stuhl etwas weiter nach vorn gerutscht und meine Finger hatten völlig ungefragt das Schlüsselbund losgelassen. Er fiel mit lautem Klirren auf den braunen Fliesenboden genau vor die Füße des Patienten neben mir. Da saß ein übergewichtiger älterer Mann mit quadratischem Gesicht und weißem Stoppelhaar. Ich hatte ihn bis dahin kaum bemerkt.

Alle Blicke richteten sich auf den Schlüssel am Boden.

Der Oberpfleger hob kaum merklich die Augenbrauen. Der Chefarzt starrte durchdringend neutral in eine andere Richtung. Und noch bevor ich reagieren konnte, beugte sich der weißhaarige Mann neben mir gemächlich über seinen Bauch hinweg vor. Er hob das Schlüsselbund auf, reichte es mir und sagte langsam und deutlich: »Bitte schön!«

So viel hatte ich bis dahin schon verstanden: Der Schlüssel ist das Zeichen der Macht in jeder geschlossenen Anstalt. Er gehört nicht in die Hände von Patienten. Komme, was wolle.

Der Oberpfleger atmete hörbar ein, die Schweißflecken an seinem Hemd waren nun auch von vorn sichtbar. Er rollte einen schwarzen Kugelschreiber zwischen den Fingern und wandte sich leicht genervt an die Gruppe: »Was gibt es sonst noch für heute?« Am Ende des Satzes senkte sich seine Stimme als eindeutige Aufforderung, nicht zu antworten.

»Ich beantrage die Herausgabe meines Epiliergerätes«, sagte der Mittvierziger mit den langen Beinen.

Der Kugelschreiber in der Hand des Oberpflegers stand still, die Miene zeigte zur Decke. Der Patient war an Armen und Beinen tätowiert. Seine Haut war schlaff, als wäre er einmal fettleibig gewesen, und nirgendwo war er auffällig behaart. Das schüttere Kopfhaar war rasiert. Ich stellte ihn mir beim Epilieren vor.

»Wozu brauchen Sie denn so was?«, fragte der Oberpfleger konsterniert.

»Möglicherweise ist Ihnen entgangen, dass moderne Männer ihre Körperbehaarung entfernen. Dieses Recht steht uns auch hier zu!« Die anderen nickten zustimmend.

»Wir rennen doch nicht herum wie die Affen«, unterstützte ihn ein durchtrainierter junger Mann.

»Aha«, sagte der Oberpfleger nüchtern. »Wie Sie wissen, müssen wir Geräte darauf überprüfen, ob man aus Ihnen eine Waffe herstellen kann. Also funktioniert ihr Enthaarungsgerät mit Messern?«

»Woher soll ich das wissen?«, fragte der Lange aufgebracht zurück. »Ich habe es nur gekauft. Nicht erfunden.«

»Gut, Herr Kluttich, wir prüfen das für Sie«, sagte der Oberpfleger in einem Ton, als würde er ein quengelndes Kind beruhigen. Und sofort darauf: »Unsere Zeit ist um. Ich wünsche Ihnen einen guten Tag.« Arzt und Oberpfleger erhoben sich fast gleichzeitig.

Herr Kluttich blieb sitzen. Hochrot war er im Gesicht und sah aus, als würde er gleich beißen.

»Die zweite Brotsorte zum Frühstück ist ungenießbar. Wir haben das schon mehrfach angesprochen. Und geändert hat sich nichts«, sagte er scharf.

»Leite ich an die Küche weiter«, war die knappe Antwort im Gehen.

Da hatte der Chefarzt den Raum schon verlassen. Während der Oberpfleger uns im Flur das Gitter aufschloss, beugte der sich zu mir herunter: »Sie sehen sich in dieser Woche die Patientenakten an. Die Gespräche beginnen in der kommenden Woche. Falls Sie Fragen haben, ich bin erst am Freitag wieder im Haus.«

Er wandte sich um und verschwand in der Schleuse. Ich blieb allein zurück.

Schlüsselprobleme, Enthaarungsprobleme, Essensprobleme. Das Ganze hatte zehn Minuten gedauert, mein Arbeitstag war kaum älter als eine Stunde. Ich wankte zurück in mein Büro, froh, kein weiteres Zusammentreffen mit Patienten zu haben. Man hatte mir eine Woche eingeräumt, um Akten zu lesen. Eine ungefährliche Sache, in der ich Routine hatte.

Und so betrat ich fortan jeden Tag die Schleuse mit den grünen Scheiben. Ich klemmte mir das Alarmgerät an, steckte den Schlüssel in die Jacketttasche. Nie mehr trug ich etwas anderes als Hosen und Jackett. Ich grüßte den Sicherheitsmann, der mittwochs eine Frau war, und die Pfleger im Vorbeigehen. Sie saßen zu dritt oder viert in ihrem Aufenthaltsraum, nickten mir zu und lächelten nie. Hatte ich etwa gegen irgendeine unausgesprochene Grundregel verstoßen?

Warnungen von Dr. Holz klangen in meinem Ohr. »Die Verhältnisse sind klar geregelt in der Klinik, entweder Akademiker gegen Nichtakademiker oder Mediziner und Pflegepersonal gegen den Rest. Also setzen Sie sich um Gottes willen nicht einfach dazu. Und hüten Sie sich, den Kaffee zu trinken. Aber seien Sie dabei nicht unfreundlich.«

Er war mein Lehrer an der Universität und später hatte ich meine Ausbildung zur Psychotherapeutin bei ihm gemacht. Was er sagte, nahm ich ernst.

Ich lief also vorsichtshalber schweigend den schmalen Gang entlang über die Treppe zuerst in das Zimmer von Frau Radtke. Sie war Mitte fünfzig, trug kurzes blondiertes Haar und geblümte Kleider in jeder Ausführung. Seit fünfzehn Jahren bewachte sie das Vorzimmer des Chefarztes. Vor ihrem Schreibtisch in einem Regal hatte jede Abteilung ein Fach für Post: Sporttherapie, Arbeitstherapie, Sozialdienst, Station sieben, Station acht, Chefarzt und, ganz unten, »Frau Richter«, aufgeklebt in Dymo-Klebeschrift. Alle Informationen liefen bei ihr zusammen. Sie lächelte mit einem »Guten Morgen« hinter ihrem Computer hervor. »Da unten ist Ihr

Postfach. Und wenn irgendwas mit der Technik nicht klappt, sagen Sie mir Bescheid. Ich kümmere mich darum.«

Ich bedankte mich, sah pflichtschuldig in mein leeres Postfach und war froh über diese kleine Zuwendung.

In meinem Büro angekommen, öffnete ich den Aktenschrank, nahm einen der schwarzen Leitz-Ordner und las. Urteilstexte, Gutachten, Behandlungsprotokolle. Ich suchte nach Fotos, um in Gesichter sehen zu können, es gab keine.

Aber es gab ein Register »Auszüge aus der staatsanwaltlichen Ermittlungsakte«. Dort fand ich Kopien von Vernehmungsprotokollen und Anklageschriften. Und Fotos. Darauf Tatort und Opfer aus jedem Blickwinkel, mit allen Details.

Nah. Sehr nah. Zu nah.

Nach der zweiten Seite schloss ich meine Augen.

Am Mittwoch nahm ich die Efeupflanze aus dem Bad mit, am Donnerstag ein kleines Foto der Pietà von Michelangelo. Am Freitag das grüne Teeglas. Das weiß gerahmte Bild von Max, lachend im Kindersitz, den Mund mit Tomatensauce verschmiert, ließ ich zu Hause.

Max war anderthalb, in den Kindergarten ging er erst seit ein paar Monaten. Den ersten Monat hatte er jeden Morgen geweint, und ich auch. Seine Erzieherin war eine junge Frau Mitte zwanzig und hieß Frau Himmel. Auf ihren blau lackierten Fingernägeln klebten kleine silberne Sterne. Sie schwor mir vom ersten Tag an, dass er mit dem Weinen aufhört, sobald ich aus der Tür bin. Nachts stillte ich ihn, damit er durchschlief. Tagsüber aß er Bratkartoffeln, Räucherfisch und sogar Oliven. Sein Appetit auf nicht babygemäßes Essen war bemerkenswert.

An meinem zweiten Montagmorgen sollten die Therapiegespräche beginnen. Ich bog auf den Parkplatz ein, lief den Weg am Klinikgarten entlang und schaute nach den Enten. Auf der Veranda standen drei Patienten und rauchten. Als ich näher kam, drehten sie ihre Köpfe und folgten mir mit ihren Blicken. Ich hatte das Gemustertwerden nie gemocht, und schon immer war meine Kleidung nach Unauffälligkeit, wenn nicht Unsichtbarkeit ausgewählt. Normalerweise hätte ich jetzt auch hier etwas zur Tarnung zwischen diese Blicke und meinen Körper geschoben. Ein Auto, ein Baum, eine Hecke. Aber da war nichts, außer einem durchsichtigen Stacheldrahtzaun, hinter dem es kein Entrinnen gab. Ich richtete mich auf, um gerade zu laufen, nur ohne die Brust zu weit hervorzustrecken. Das hatte ich gelernt, im Polizeipsychologieseminar der Universität.

Zeige kein Opferverhalten. Aufrechter Gang, ausladende Schritte, fester Blickkontakt, tiefe Stimme, langsam sprechen. Niemals lächeln ohne Grund.

Und so nickte ich den Männern einen stummen, ernsten Gruß zu und betrat die Schleuse. Frau Radtke schickte mir eine Terminliste. Darauf standen die Namen der zwanzig Männer von Station acht. Für jeden war ein Gespräch in der Woche geplant, fünfzig Minuten lang. Vier Patienten am Tag, die übrige Zeit war für Besprechungen und Schreibarbeit reserviert: Behandlungspläne, gutachterliche Stellungnahmen für das Gericht, Fallanalysen, Prognoseverfahren.

Ich würde das für die nächsten sieben Jahre tun. Und dann für weitere zehn Jahre. Und mehr, als ich jemals etwas gegen die Gefährlichkeit meiner Patienten ausrichtete, veränderte ich mich selbst. Und das war mindestens genauso nötig.

Ich war's nicht gewesen

Frau Radtke sei Dank hatte ich bald Zugang zum Intranet der Klinik, in meinem Kalender waren fein säuberlich alle Termine aufgelistet. Ein ganzes Terminkorsett. Mein Tag war aufgeteilt in Morgenrunden auf der Station, Patientengespräche, Mittagsbesprechungen und Konferenzen der ganzen Klinik. Die Patienten waren nicht weniger beschäftigt: Jeder von ihnen bekam einen Therapieplan. Morgens Stationsgruppe, danach zur Arbeitstherapie, zurück zum Mittagessen, geliefert von der Großküche auf einem grauen Tablett, dann Sporttherapie, Schule, Visite, Einzelgespräch, Abendessen auf dem gleichen Tablett. Patienten, die sich als zuverlässig erwiesen hatten, wurden gelockert: Sie durften nachmittags in die Cafeteria oder sogar in die Stadt gehen, einige in Begleitung der Pfleger, andere allein. Zum Gespräch wurden sie zu meinem Büro gebracht, durch eine Metalltür und zwei Gitter hindurch.

Meine Woche begann nun immer mit Herrn Matzke, mein Montag-neun-Uhr-Termin.

»Wir schließen ihn durch, direkt nach der Lebendzählung«, hatte der Oberpfleger gesagt und mich bedeutungsvoll angesehen.

Ich verstand hier oft nur die Hälfte. Was bloß sollen einem diese martialischen Substantive auch sagen? Aber ich lernte dazu. Von »Durchschluss« spricht man in dem Metier, wenn man einen Gefangenen durch die Türen begleitet und dabei vor ihm auf- und hinter ihm wieder zuschließt, »Lebendzählung« meint die morgendliche Zählung nach dem nächtlichen Einschluss. Könnte ja jemand gestorben sein. Maßregelvollzug, Vollstreckungsreihenfolge, Sicherungsverwahrung, Führungsaufsicht. Worte wie Maschinen. Und Juristensprache kommt anscheinend ohne Adjektive aus und fast ohne Verben.

Es klopfte. Ein Pfleger trat ein und brachte Herrn Matzke. Der dicke Alte, der mir in der Morgenrunde den Schlüssel gereicht hatte. Ich stand auf und lief ihm zwei Schritte entgegen. Er hatte wache braune Augen, trat dicht an mich heran und streckte seine Hand aus. Einen Kopf größer war er, und ich sah genau auf sein Doppelkinn: »Guten Morgen, Frau Richter. Wir haben doch jetzt einen Termin.«

Er wartete nicht ab, sondern nahm Platz, als wäre das selbstverständlich. Ich setzte mich ihm gegenüber. Der Pfleger schloss die Tür hinter meinem Rücken. Sitz niemals so, dass der Patient den Weg zur Tür und zum Alarmknopf versperrt!, fiel mir ein. Die Einweisung durch den Sicherheitsbeauftragten am Ende meiner ersten Arbeitswoche hatte eine ganze Stunde gedauert, unmöglich konnte ich mir das alles merken.

Herr Matzke hatte, wie ich der Akte entnommen hatte, sein Leben lang Frauen vergewaltigt und dafür über dreißig Jahre in Haft gesessen, fast die Hälfte seines Lebens. Nichts hatte ihn abgehalten. Immer wieder wurde er rückfällig. Mal nach drei Monaten in Freiheit, mal nach zwei Monaten.

Nach seinem letzten Delikt hatte es dem Strafrichter gereicht, und er wies ihn zu uns in den Maßregelvollzug ein. Der psychiatrische Gutachter hatte eine Persönlichkeitsstörung diagnostiziert, nicht auszuschließen, dass sich Herr Matzke deshalb bei der Tat nicht hat steuern können.

Ziel der Behandlung in der Klinik ist die »Besserung und Sicherung«. Man bessert und sichert seit 1933, in jenem Jahr haben die Nazis das Gesetz gegen gefährliche Gewohnheitsverbrecher eingeführt. Der Weg in diese Art des Maßregelvollzugs ist steinig. Voraussetzung ist eine schwere Straftat. Dann muss das Gericht feststellen, dass erstens diese Tat aufgrund einer psychischen Erkrankung begangen wurde und dass zweitens eine Wiederholungsgefahr besteht. Die Gefährlichkeit ist also die Eintrittskarte.

Herr Matzke hatte sie gelöst.

Und da saßen wir beide nun. Aber während ich jeden Abend nach Hause fuhr, würde er erst wieder in die Freiheit entlassen werden, wenn das Gericht ihn für nicht mehr gefährlich befand. Und dafür zu sorgen, war meine Aufgabe.

Über den Gesprächsbeginn hatte ich eine Weile nachgedacht. Eindeutig wollte ich sein und nicht unsicher wirken. Irgendwer hatte mir gesagt, dass es drei Regeln in der Straftäterbehandlung gibt:

1. Der Therapeut hat die Kontrolle.
2. Der Therapeut hat die Kontrolle.
3. Der Therapeut hat die Kontrolle.

Ich wusste noch nicht, was für ein Blödsinn das war, und sagte deshalb nachdrücklich: »Mein Name ist Richter, ich bin Ihre Psychotherapeutin, wir werden über Ihre Gefährl …«

»Frau Richter, wie schön«, unterbrach er mich, und sein

Ton hatte etwas Komplizenhaftes. »Ich bin ja jetzt seit zehn Jahren hier, und Sie sind meine achte Therapeutin. Die Straftataufarbeitung ist wirklich wichtig, und Empathie, die hatte ich ja damals nicht. Dabei sind Frauen doch auch Menschen. Und bald werde ich hoffentlich Ausgang haben, aber erst mal müssen wir ja miteinander …«, er lächelte und senkte seine Stimme verschwörerisch, »… warm werden.« Sein Blick traf mich geradeheraus.

Er hatte mich einfach überrannt. Mit einem therapeutischen »Hmhm« verschaffte ich mir eine Atempause und rettete mich in ein paar Floskeln. »Bitte erzählen Sie mir etwas über Ihre aktuelle Lebenssituation.« Und: »Wie ist Ihr Tagesablauf im Moment?«

Freundlich und ausführlich antwortete er mir. Es gehe ihm den Umständen entsprechend gut, er arbeite in der Tischlerei, Kontakte nach draußen habe er keine mehr, aber seit zwei Jahren eine Brieffreundin, die gerade in der Psychiatrie sei. Mit den anderen Patienten und den Pflegern verstehe er sich gut. So weit, so unkompliziert. Aber eigentlich sollte ich ihn zu den Straftaten befragen, und an dem Punkt wurde es heikel. Das stand schon in seiner Akte.

Nach ein paar Minuten hatte ich mich wieder gefangen und setzte neu an: »Nun, Sie sind ja recht lange in Haft gewesen. Wie kam es denn dazu, dass Sie die Vergewaltigungen begangen haben?«

Ein empörter Blick traf mich. Wütendes Schweigen folgte. Er presste die Lippen aufeinander, alle Freundlichkeit war dahin. Dann: »Sie glauben doch nicht etwa, dass ich jemals einer Frau etwas zuleide getan habe?« Es war keine Frage, sondern eine eindringliche Aussage.

Ich schwieg. Einen Moment glaubte ich, mich verhört zu haben. Hat der Mann nicht eben von Straftataufarbeitung gesprochen?, dachte ich. Der spinnt wohl. Will der mir erzählen, dass er dreißig Jahre für nichts gesessen hat?

Als Psychotherapeutin war ich jetzt in einer unangenehmen Lage. Ich musste etwas Sinnvolles sagen. Schlagfertig war ich in meiner wortlosen Familie nicht gerade geworden. Und in sechs Jahren psychologischer Ausbildung bereitet einen niemand auf so etwas vor. »So, liebe Studenten, eines Tages werden Sie vor Menschen sitzen, die ihre gesamte Lebenswirklichkeit verleugnen. Was sagen wir denn in so einem Fall?«

Ein charismatischer holländischer Straftätertherapeut, den ich auf einer Tagung gesehen hatte, empfahl in einer solchen Situation, laut und ausgiebig zu lachen. Ich wollte unbedingt charismatisch sein, aber nach Lachen war mir gar nicht zumute. Und die dramatische Psychotante wollte ich nicht geben. Also dachte ich einen weiteren Moment nach.

Die Grundlage jeder Straftäterbehandlung ist die Bearbeitung der Straftat. Es ist der Kern jeder Behandlung. Dafür muss der Täter die Tat aber erst einmal zugeben. Leugnen ist auf keinen Fall erlaubt.

Ich stand auf, lief die drei Schritte zum Aktenschrank hinter meinem Schreibtisch und zog den Aktenband mit dem Urteil heraus. Ich blätterte auf, sprach die klugen Worte: »Wissen Sie, hier in Ihrem Urteil steht Folgendes« und begann vorzulesen: »Am 23. Juni 1986 nach einer durchzechten Nacht …«

Klug, aber eindeutig nicht klug genug.

Herr Matzke wurde rot. »Unglaublich ist das! Das habe

ich nicht. Ich habe noch nie zu viel Alkohol getrunken …«, unterbrach er mich, musterte die Tischplatte und strich mit beiden Händen die nicht vorhandene Tischdecke glatt.

Ich las weiter: »… hat der Frank Matzke die Frau Protz gegen ihren Willen …«

»Was soll das denn heißen, die wollte das auch. Was die da nachher erzählt hat …« Er wurde laut, und ich sah mich kurz nach dem Alarmknopf neben der Tür um. Aber eigentlich fühlte ich mich nicht bedroht. Er brüllte, als würde er mit einer Schwerhörigen sprechen.

So schnell konnte man mich nun nicht beeindrucken. Überzeugt von meiner Strategie, fuhr ich fort: »… auf dem Rücken liegend festgehalten, und an ihrem unbedeckten Geschlechtst…«

Er sprang in einer Geschwindigkeit auf, die ich ihm mit seinem Gewicht nicht zugetraut hätte.

»Das ist nicht wahr!«, rief er. »Mit Ihnen kann man ja nicht reden, Sie sind ja verrückt! Was wollen Sie eigentlich von mir?« Bevor ich das erklären konnte, drehte er sich um und rannte türknallend aus dem Büro. Er kam nicht weit. Nur bis zum nächsten Gitter.

Ein paar Minuten saß ich unschlüssig auf meinem Platz und wartete, dann rief ich auf der Station an. »Herr Matzke möchte nicht mehr mit mir sprechen. Könnten Sie ihn bitte … durchschließen.«

Dieses Therapiegespräch hatte genau fünfzehn Minuten gedauert. Ich legte den Hörer auf. Das war wohl keine so gute Idee, die Sache mit der Akte. Ich sah einen Moment aus dem Fenster und dann auf den digitalen Wecker, der auf dem Schreibtisch 9.23 Uhr anzeigte.

Bei meinem letzten Zusammentreffen mit einem Vergewaltiger, ein Jahr vor der Geburt von Max, hatte die rot beleuchtete Uhr an der Konsole meines Seat 0.32 Uhr angezeigt. Ich parkte ein, im Radio lief Green Day, ich wartete einen Moment, um »When I Come Around« zu Ende zu hören, dann stieg ich aus. Da kam direkt aus einem Busch neben dem Fußgängerweg eine gebückte, dunkle Gestalt mit Kapuze schnellen Schrittes auf mich zu. Gerade noch eine halbe Sekunde hatte ich Zeit, die hintere Autotür zu öffnen, und Katinka sprang heraus. Meine schwarze Mischlingshündin, die es sich zu ihrer Lebensaufgabe gemacht hatte, mich zu beschützen. Sie stürzte sich wütend bellend auf den Mann. Das war der Teil Schäferhund in ihr. Ich taumelte drei Schritte rückwärts, die Gestalt erstarrte und stand einen Moment wie eingefroren. Dann drehte sich der Mann um und rannte panisch davon. Im Dunklen sah ich, wie er sich auf die hell erleuchtete Hauptstraße zubewegte. Mein Herz raste, aber ich wunderte mich auch. Seine Beine bildeten eine rotierende Scheibe, wie man so sagt. Er flüchtete, als würde die Gefahr nicht von ihm ausgehen, sondern von mir. Sein Gesicht hatte ich nicht gesehen. Katinka hatte ihn ein paar Schritte verfolgt, dann war sie schwanzwedelnd umgekehrt und hatte mir die Hände geleckt.

Mir fiel auf, dass ich erstmals in meinem Leben mit einem verurteilten Vergewaltiger an einem Tisch gesessen hatte. Ich sah mich in meinem Büro um. Angst fühlte ich nicht, ich war höchstens ärgerlich. Dieser Typ, Frank Matzke, war einmal so ein Schattenmann gewesen, mit Opfern, die keinen schwarzen Hund hatten. Und der setzt sich ernsthaft hier hin, blickt mir ins Gesicht und streitet alles ab? So billig will der davonkommen? Das könnte dem so passen, dachte ich.

Reue war ja wohl das Mindeste, was man erwarten konnte.

Ich setzte mich an meinen Schreibtisch, öffnete die Patientenakte und schrieb wütend: »Pat. verweigert weiter das Gespräch über seine Straftaten.«

Am Ende dieser langen zweiten Woche hatte ich mit zwanzig schwerkriminellen Männern gesprochen. Und ich war angeschaut worden, von den Patienten, Pflegern, Arbeitstherapeuten, Assistenzärzten und der Sozialarbeiterin. Männer waren eindeutig in der Überzahl. Es hatte auch abschätzige Blicke und Fragen gegeben.

Ja. Ich bin jung.

Ja. Ich komme eben erst von der Universität.

Ja. Ich habe kaum praktische Erfahrung.

Immerhin hatte ich obdachlose Jugendliche betreut. Zumindest damit konnte ich etwas Eindruck bei den Kollegen schinden: heroinabhängige Borderline-Mädchen, sie flogen herein und heraus aus der Suchtklinik wie aus einem Taubenschlag. Unterernährte, minderjährige Stricher auf der Flucht vor ihren Familien und die Jungs aus den kriminellen Großfamilien, die so plötzlich im Jugendknast verschwanden, wie sie aufgetaucht waren.

Nun also Herr Heinz und Herr Kluttich und Herr Schmidt.

»Guten Tag. Mein Name ist Richter. Ich bin Ihre Therapeutin. Wir werden über Ihre Straftat sprechen. Es geht um Ihre Gefährlichkeit. Bitte erzählen Sie mir etwas über sich.«

Am Freitag um 16 Uhr, sagte ich mir, fahre ich den Computer herunter, lege Alarmgerät und Schlüsselbund in die metallene Klappe der Schleuse und mache mich auf den Heimweg in dem sicheren Gefühl, ein Fake zu sein. Eine Papptherapeutin. Ich sitze mit Alarmgerät am Hosenbund, Schlüssel in der Hand und Schild an der Tür auf meinem Stuhl und tue so, als ob ich echt wäre. Ich spreche die Sprache und kann etwas Theorie hersagen, so hält die Staffage. Dabei bin ich Christiane. Christiane Richter, ein Kind mit vielen Bildern, ein Kind auf der Suche nach Worten und nach etwas Halt. Es ist nur eine Frage der Zeit, bis jemand hinter den Schwindel kommt und alles auffliegt.

Meine Gedanken führten mich zurück in die Studienzeit. Ich dachte an die Monate, in denen ich meine Diplomarbeit geschrieben hatte. Damals hatte ich ein aufregendes Thema gesucht. Die Seminarthemen hießen »Sexualstraftäter – Kriminalprognose 1 und 2«, »Kriminologische Typologie der Missbrauchstäter« oder »Intimizid aus psychopathologischer Perspektive«. Als ein intellektuelles Problem betrachtete ich das alles, die Theorie war mir vertraut. Deshalb hatte ich mir den Job auch zugetraut. Diese Täter. Das waren nur Fälle, nichts als Nummern und Daten einer Aktenanalyse. Ich erinnerte mich, wie ich mit einer Kommilitonin im niedrigen Dachgeschoss einer abgelegenen Maßregelvollzugsklinik über bluttriefenden Akten brütete und Rotwein trank, und wie wir theoretische Überlegungen anstellten zu unserer empirischen Studie. Auf der Suche nach einer Tätertypologie, als ob es uns nicht selbst betreffen würde und als sei es nicht die Wirklichkeit, über die wir sprachen, sondern nur ein fantastischer Abklatsch. Ein brutaler, unwirklicher Comic-Psychothriller, während durch die gewölbeartigen, geschlossenen Gittergänge unter uns weiß gewandete Menschen mit Patienten in Zivil entlangliefen wie Dompteure mit Löwen in Käfigen und manchmal ein Schreien zu uns drang, das uns nicht berührte, sondern nur streifte, an einer Schutzhaut naiver Unempfindlichkeit.

Ich hatte nicht damit gerechnet, dass es anders sein würde. Ich hatte nicht mit mir selbst gerechnet.

In der Nacht auf Samstag öffnete ich die Augen und sah an die Decke. Mein Kopf lag schwer auf dem Kissen, aber der Rest meines Körpers fiel. Rücklings in einen schwarzen, bodenlosen Raum. Mein Herz raste, der Magen ein Stein, im Mund ein metallischer Geschmack. Und in der Vierteldrehung, die ich versuchte, um dem Fallen zu entkommen, in dem halben Augenaufschlag waren alle Bilder da. In mir. Eine blutende, wimmernde Frau, der junge Mann mit zertretenem Kopf, ein langsam sterbender Junge und das ungeschützte Mädchen mit dem klebrigen Atem im Nacken.

Ich versuchte, meine Beine zu bewegen. Der Platz neben mir war leer. Ich hatte mich in den vielen schlaflosen Nächten nach der Trennung daran gewöhnt und gelernt, mich irgendwie zu beruhigen, wenn ich hochgeschreckt war aus Albträumen, die von einer ausgeräumten Wohnung und der Suche nach einem Kind handelten, das es nicht gab. Das Atmen eines Menschen neben mir fehlte. Ich drehte mich auf die Seite und stützte den Oberkörper auf. Die Betäubung wollte nicht weichen. Ich stellte die Füße auf den Boden und spürte die Beine nicht, aber sie liefen durch das Dunkel. Max war anderthalb, er roch noch nach Baby, und sein Bett war groß genug für uns beide.

Am Morgen schien die Frühlingssonne fast unwirklich auf die hellblaue Kinderzimmerwand. Ich lag verdreht auf dem niedrigen Bett zwischen einem Braunbären mit roter Schürze und einem großen Pinguin, Rückenschmerzen hatten mich geweckt. Halb neben mir auf dem Boden, zwischen Bausteinen und einer Murmelbahn, meine Hündin Katinka. Als ich mich zu ihr umdrehte, hob sie den Kopf und stellte ihre Ohren auf. Graue Haare standen mit einem runden Schwung von den Ohrenspitzen ab. Max rieb sich mit den Fäusten die Augen und setzte sich auf. Ich las ihm aus *Kitty, die kleine Katze* vor, und nach dem Frühstück stand ich vor meinem Kleiderschrank und schob die schwarzen Anzughosen beiseite, bis ich auf ein blaues Streublümchenkleid stieß. Bloß keine hochgeschlossene Uniform heute. Wir liefen mit Katinka durch den lichtschimmernden Park zum See und fütterten die Enten. Es schien keine andere Welt mehr zu geben als diese. Bis Andreas anrief.

»Ich habe das Recht darauf, mit dir über unseren Sohn zu reden«, blaffte er ins Telefon. Ich atmete tief ein.

»Worüber möchtest du sprechen?«, fragte ich so neutral wie möglich zurück und beobachtete zwei Erpel, die sich neben Max um ein paar Brotstücke regelrecht prügelten.

»Ich möchte eine Betreuung im Wochenwechselmodell!«

Mir sackte das Blut in die Beine, und er legte nach: »Ich bin sein Vater und habe das Recht darauf! Lisa ist eine wunderbare Frau, du verhinderst, dass Max eine gute Beziehung zu ihr aufnimmt.«

»Ja, aber er ist erst anderthalb, er kann doch nicht eine ganze Woche …«

»Du klammerst an ihm! Es ist schließlich auch mein Sohn.«

Normalerweise kommunizierte ich nur über E-Mail mit ihm, da konnte er mich nicht unterbrechen. Ich verstummte. In mein Schweigen hinein sagte er: »Du solltest dich beraten lassen, deine emotionalen Reaktionen sind nicht normal. Du kannst mit der Vergangenheit nicht abschließen. Es ist schließlich auch mein Sohn.«

Ich legte auf. Er war der Meister im Forderungenstellen, ich war die Meisterin im Schweigen. Auflegen war der einzige Weg, der mir blieb. Ich hätte, außer nur zu schweigen, noch schreien können, aber das hatte er sich mehr als einmal verbeten. Das Weinen auch.

Wir hatten uns in der Neuroanatomievorlesung kennengelernt. Die besuchten Psychologen und Mediziner zusammen. Eine magere ältere Dame in hochhackigen Pumps, die sich äußerst wichtig nahm, lief mit einem echten Gehirn zwischen zwei Gabeln vor den Studenten die Bankreihe entlang und redete irgendetwas Unverständliches, während das Rückenmark von ihrem Forschungsobjekt herabhing und sich langsam aufdröselte. Ich hatte in der zweiten Reihe des Anatomischen Theaters gesessen und einen schlimmen stillen Lachanfall bekommen. Rot und mit Tränen in den Augen drehte ich mich zur Seite, und da saß er und lud mich zum Kaffee ein.

Alles an ihm war zugreifend, sicher und klar. Es gab nicht den Hauch eines Zweifels an sich selbst. Ich fühlte mich, als hätte ich meinen fehlenden Teil gefunden. Obwohl es immer eine leise warnende Stimme gegeben hatte, die ich für übertriebenes Misstrauen gehalten hatte. Er wurde

Gynäkologe, und Lisa war seine Sprechstundenhilfe, bevor sie seine neue Freundin wurde. Mehr als einmal hatte mich die Fantasie gequält, wie es wohl dazu gekommen war.

Am Montag fuhr ich durch hellgrüne Buchenwälder. Vorbei an Waldhausen und Bückeberg. Der Rhythmus des Immergleichen beruhigte mich. Das Wickeln, das Frühstücken, der Kindergarten, die Erzieherin. Das Winken am geöffneten Fenster und die kleine Geste: die Handfläche nach vorn, alle fünf Finger gestreckt, und dann das O aus Daumen und Zeigefinger. »Um fünf bin ich wieder da, okay!« Er verstand es nicht, aber es würde ihn bald trösten, so wie mich selbst.

Auf der Fahrt die Vorbereitung und die Verwandlung in Frau Diplompsychologin Richter.

Herr Matzke saß mir wieder gegenüber, auf meinen S-Bahn-Stühlen. Er blitzte mich schon an der Tür wütend an. Sein Zustand ähnelte meinem, sobald ich an ihn dachte. Nur war ich gezwungen, mich professionell zu verhalten, und er nicht.

»Ja, wie war das Wochenende denn so? … Aha? … Und mich interessiert, wie es aus Ihrer Sicht zu den Straftaten gekommen ist.« Man beachte die therapeutisch sinnvolle passive Form, sie hatte mich einige Anstrengung gekostet: »Wie es dazu gekommen ist.« Als ob es sich um ein Naturereignis handelt und nicht um das Ergebnis seiner Entscheidung. Das war reine, raffinierte Absicht, nur vielleicht nicht hundertprozentig überzeugend vorgebracht. In *Kriminaltherapie. Eine Einführung* hatte ich gelesen: »Die Betonung aktiver Handlungsanteile zu Beginn des Therapieprozesses kann Widerstand auslösen.« Damit hatte ich es also zu tun. Führte nur zu nichts, die ganze Raffinesse.

»Welche Straftaten meinen Sie?« Er sah mich wieder sehr direkt an.

»Ich meine die Straftaten, wegen denen Sie dreißig Jahre in Haft waren, die meine ich«, antwortete ich ebenso direkt.

Er schnaubte verächtlich: »Hören Sie, das haben schon ein paar Ihrer Kollegen von Ihnen versucht.«

»Was haben die denn versucht?«

»Mir zu erklären, dass ich irgendein Problem habe. Hab ich aber nicht.«

Er schaute mich an, wild entschlossen.

Nun war nicht nur er wütend, sondern ich war es auch. Das ist keine vorteilhafte Ausgangslage für ein therapeutisches Gespräch.

Dieser Mann hat Frauen in Angst und Schrecken versetzt, verletzt und benutzt für seine jämmerliche sexuelle Befriedigung, und dann will er sich so mir nichts, dir nichts aus der Affäre ziehen?

Das könnte dem so passen.

Ich bin hier die Therapeutin und hab die Zügel in der Hand: »Na sagen Sie mal, jetzt reicht es mir aber, wollen Sie mich veralbern? Sie haben fünf Verurteilungen wegen Vergewaltigung in Ihrer verdammten drei Meter langen Strafakte, waren dreißig Jahre in Haft, und Sie wollen mir erzählen, dass Sie völlig unschuldig sind? Verschaukeln kann ich mich alleine, bitte schön.«

Es war ein ziemlicher Ausfall, für meine Verhältnisse.

Er schwieg.

Jetzt habe ich ihn!, dachte ich.

Seine braunen Augen fixierten mich kurz, er stockte und schien nachzudenken. Dann wanderte sein Blick im Büro umher und blieb an meiner gepflegten Efeupflanze hängen.

Ich schöpfte Hoffnung. Ich war Anfängerin.

Eine schreckliche Schimpftirade ergoss sich über mich. Keinerlei abweichender Inhalt. Ob ich ihm nicht zugehört hätte, ob ich eigentlich alles glauben würde, was auf Papier gedruckt ist. Und ich solle ja nicht denken, dass ich oder einer meiner komischen Kollegen ihm irgendwas einreden könnte. Er jedenfalls habe kein Problem, und er sei schon immer genauso harmlos gewesen wie jetzt, und daran werde keiner was ändern. Schon gar nicht irgendwelche Psychofritzen.

Bei Lichte besehen hatte er zumindest mit Letzterem vollkommen recht. Das fiel mir aber erst später ein. Für den Moment reichte es mir. »Wissen Sie was«, rief ich empört, »ich habe keine Lust, mich hier von Ihnen anbrüllen zu lassen, da ist die Tür. Auf Wiedersehen und bis nächste Woche!« Er stand auf, gar nicht überrascht, und schlenderte aus dem Raum.

Das passiert dem nicht zum ersten Mal.

Ich ließ mich auf den Schreibtischstuhl fallen und rief den Oberpfleger an. Ein unterdrücktes Lachen am anderen Ende der Leitung: »Ja, Herr Matzke bitte!« Diesmal unter zehn Minuten.

Als er gegangen war, fühlte ich mich leichter. Nur schwante mir gleichzeitig, dass das wohl kaum der richtige Weg war, wenn ich etwas bei ihm erreichen wollte. Herr Matzke sollte durch die Gespräche bei mir ein besserer Mensch werden. Ungefährlicher vor allem. Er sollte sich ändern und keine Frauen mehr vergewaltigen. Dafür müssten die Gespräche erst einmal stattfinden.

Ich dachte nach. Da ich etwas mehr Zeit hatte als erwartet, wählte ich die Nummer von Dr. Holz. Für einen Moment fragte ich mich, ob meine Hilflosigkeit und Empörung einen schlechten Eindruck bei ihm hinterlassen würden. Dann erinnerte ich mich an mein erstes Patientengespräch als Studentin. Schlimmer konnte es nicht kommen. Er hatte es durch eine Spiegelwand beobachtet und auf Video aufgenommen. Hinter meinem Anamnesebogen verschanzt, hatte ich die Patientin nicht ein einziges Mal angeschaut. Er hatte um Fassung gerungen und zuerst gesagt: »Frau Richter, Sie waren wirklich sehr sorgfältig!«

Der Rufton klang heiser, als führte die Leitung zu einem alten Telefon am anderen Ende der Welt. Ich war noch immer sehr aufgebracht. »Die Straftataufarbeitung, wissen Sie! Ich meine, das geht doch so nicht! Es geht schließlich um seine Gefährlichkeit. Ich muss diese Taten mit ihm besprechen, für den Rückfallvermeidungsplan.« Ich wollte meine persönliche Verfassung nicht zu sehr in den Vordergrund rücken. Da konnte etwas Fachsprache nicht schaden.

»Mhm«, brummte es am anderen Ende.

»Ja, und in der kommenden Woche muss ich die Stellungnahme schreiben an das Gericht, und immer, seit Jahren, steht da dasselbe drin. Er muss die Verantwortung übernehmen für das, was er getan hat. Aber wenn er immer rausrennt …?!«

»Sie haben ihn rausgeworfen«, korrigierte er mich.

»Ja, aber nur …«, ich stockte und sortierte zwei Kugelschreiber und einen Bleistift zu einer Reihe. Ich hatte sagen wollen: »Weil er mich angebrüllt hat!«, aber ich fühlte mich ertappt.

Er nutzte die Pause. »Wenn Sie sich nicht für Herrn Matzke selbst interessieren, wird er Ihnen niemals zuhören. Straftatbearbeitung hin oder her«, sagte er.

Der Satz schwang einen Moment in der Leitung zwischen uns. Ich musste tief Luft holen. Das war nun wirklich haarsträubend.

»Für Herrn Matzke selbst?«, entgegnete ich rein rhetorisch. »Herr Matzke selbst hat in seinem kurzen Leben in Freiheit fünf Frauen vergewaltigt. Davon war eine geistig behindert. Er hat sie in einen Keller gedrängt und mit Kabelbindern gefesselt, als sie sich gewehrt haben. Und Ihnen mit der Faust das Gesicht zu Brei geschlagen, bevor er sie zu allem Möglichen gezwungen hat, was Sie nicht wissen wollen und ich nicht aussprechen mag. Um sie dann gefesselt, blutig und wimmernd zurückzulassen.« Ich drehte die Stifte wieder andersherum. »Meinen Sie *den* Herrn Matzke?«

Er antwortete nicht. Es entstand ein Schweigen. »Er ist nicht nur das, was er in diesen Momenten getan hat«, sagte er schließlich und sprach so sachlich, als hätte es meinen Ausbruch nicht gegeben.

»Aber genau deshalb ist er hier!«

»Das weiß ich. Aber wenn Sie gegen seinen Widerstand anrennen, dann werden Sie nur verlieren.«

Ich atmete tief aus und lenkte ein. Mehr der Form halber und weil ich entfernt ahnte, dass er recht hatte. »Hm, ja«, sagte ich, »ich kann es probieren.« Aber ich dachte, herrje, ich bin doch hier nicht im Streichelzoo! Dann legte ich auf.

Die Therapiegespräche mit Herrn Matzke verliefen in den kommenden Wochen immer gleich, ich rannte selbstverständlich doch gegen seinen Widerstand an. Die Uhr war danach zu stellen. Wir sprachen über den Verlauf seiner Woche. Nach einer gewissen Anzahl von Minuten, je nach meiner Tagesform, kam ich auf die Vergewaltigungen zu sprechen, und er verließ wütend mein Büro, früher oder später. Je nach seiner Tagesform. Es ging mir mit ihm wie mit Andreas. Ich hätte ihn ebenfalls am liebsten weggedrückt oder stumm gestellt. Aber ich lernte, mich etwas mehr zu zügeln und ihn nicht mehr rauszuwerfen. Und Herr Matzke tat mir meist den Gefallen und ging von allein. Ich mochte ihn nicht, und er mochte mich nicht. Wenigstens darin waren wir uns einig.

Zwischenzeitlich hatte ich mir angewöhnt, morgens den Weg über den Patientenflur zu meinem Büro zu nehmen. Mehr aus Gründen der Zeitersparnis. Einmal wurde ich zufällig Zeuge, wie Herr Matzke auf der Veranda mit Herrn Kluttich sprach.

»Thomas …«, sagte er energisch, während er ihn durchdringend ansah, »man schlägt niemals auf jemanden ein, der schon am Boden liegt. Wo soll das hinführen? Früher gab es so was nicht!«

Der sonst so wortgewandte Herr Kluttich krümmte sich sichtlich, während er auf seine Schuhe starrte. Das war angesichts seiner Vorstrafen durchaus angemessen. Statt nun zu sagen: »Fass dir doch an die eigene Nase!«, antwortete er sanft: »Jaa …«, und unterbrach den Satz, als er mich sah. Aber ich hatte einen schuldbeladenen Ton in seiner Stimme hören können, den ich in den Gesprächen mit ihm immer vermisste. Und das hatte offensichtlich mit Herrn Matzke zu tun.

Bei meinen täglichen Gängen über den Patientenflur fiel mir auf, dass dieser jüngeren Insassen ein väterlicher Berater war. Er klärte sie abseits des Protokolls über die allgemeine Verbrecheretikette auf. Warum tat er das? Kein Patient geriet jemals so in Streit mit ihm wie ich. Egal wie er sich aufführte. Und gegenüber den wenigen Frauen auf der Station verhielt er sich geradezu ritterlich respektvoll. Er war freundlich, zuvorkommend und höflich. Aber bei mir zog das nicht. Jemand hatte mir einmal gesagt, dass Ritterlichkeit eine Form des Frauenhasses sei, und ich wurde selbst dann schon ärgerlich, wenn Frank Matzke mir nur die Tür aufhielt. Er konnte es mir einfach nicht recht machen.

Wochen später rief ich Dr. Holz noch einmal an, in der Hoffnung auf Beistand. Nachdem ich meinen Ärger in einer ähnlichen Schimpftirade wie bei unserem letzten Gespräch losgeworden war, sagte er zu mir: »Ich erkenne Sie überhaupt nicht wieder. Sie reagieren wie der Rächer der Enterbten auf diesen Patienten!«

»Vielleicht bin ich auch die Rächerin«, entgegnete ich, mehr im Scherz.

»Es wäre gut, wenn Sie herausfinden, woran das liegt«, sagte er ernst.

Ich rollte mit den Augen. Na wunderbar, jetzt bin ich hier das Problem und nicht der Serienvergewaltiger!

Wir erzählten uns ein paar Belanglosigkeiten über gemeinsame Bekannte. Aber er hatte diesen kleinen distanzierten Zwischenton sehr wohl bemerkt. Am Ende des Gesprächs sagte er: »Eine Definition von Wahnsinn ist, immer dasselbe zu tun und ein anderes Ergebnis zu erwarten.«

»Hmhm«, murmelte ich, bevor ich auflegte.

Eine meiner erfreulich überschaubaren Aufgaben lag darin, regelmäßig die Gefährlichkeit meiner Patienten mithilfe verschiedener Beurteilungsbögen einzuschätzen. Für die überaus wichtige Kriminalprognose, also die Beantwortung der Frage: Macht der Typ so was noch mal? Alle diese Verfahren haben Abkürzungen aus Großbuchstaben, als würden sie damit ihrer Bedeutung besonderen Ausdruck verleihen. HCR! SARA! ODARA! VRAG! SORAG! – Sitz! Platz! Aus! Pfui! Roll dich! In meinem Schrank lag ein ganzer Stapel dieser gebellten Befehle. Je nachdem, ob ein Gewalt- oder Sexualstraftäter eingeschätzt werden muss. Die Formulare sind aus mehreren Gründen hilfreich, und man kann sie benutzen, um sich damit zu beruhigen oder aufzuregen, je nachdem.

Ich nahm also einen Prognosebogen aus dem Schubfach, schrieb »F. Matzke« darauf und kreuzte durch. Vorstrafen: ja, Substanzproblematik: ja, fremde Opfer: ja, systematische Opfersuche: ja. Meine Empörung verflog langsam. Arbeitsprobleme: ja, keine Gruppentat eines Heranwachsenden, ich überlegte einen Moment: nein. Beziehungsprobleme: ja. Sex als Bewältigungsstrategie: ja. Es war systematisch, das besänftigt.

»Wer ist Herr Matzke für dich, Frau Christiane Richter?« Ich saß auf meinem Therapeutenstuhl, legte den Stift zur Seite und sah durch die Gitter auf gelbgrüne Erlenblätter, ein Sturm hatte die Jährlinge geknickt. Ich konnte nicht umhin festzustellen, dass ich emotional auf ihn reagierte.

Was erwartest du von ihm?, fragte ich mich. Was soll er sagen? Was würde ich an seiner Stelle sagen? Vielleicht: Ja, ich habe diese schrecklichen Taten begangen, es tut mir so furchtbar leid, Frau Diplompsychologin Richter – was für ein Ausdruck: »Leid tun« – und: Ja, es wundert mich, dass Sie mich überhaupt ansehen können. Was kann ich nur tun, damit Sie mich ertragen?

Nie zuvor war ein Vergewaltiger eine Person für mich gewesen, sondern immer nur eine Akte oder eine Fallnummer. Oder ein sich bedrohlich bewegender Schatten und eine Idee aus Angst in meinem Kopf. Nichts, was ich dachte und fühlte, passte dazu. Ich stellte die Verwirrung beiseite und kreuzte weiter meinen Prognosebogen durch, mehr schlecht als recht konzentriert. Höchste Risikostufe war das Ergebnis. Alarmstufe rot.

Ich starrte auf das Ergebnisblatt, ein hübsches Diagramm, und war nicht einen Deut klüger.

Als ich mich an diesem Tag durch das Stationsgitter zum Ausgang schloss, dachte ich an den übelriechenden Mann, der mich in einen Hausflur geschoben hatte, ich kann nicht älter als sechs Jahre gewesen sein. Ich sollte ihm meine Ohrringe zeigen. Er wollte sie nur mal anfassen. Jemand kam die Treppe hinunter, und er rannte weg. Als ich zehn war, verfolgte mich ein Exhibitionist auf dem Schulweg. Ich hatte panische Angst. Und vier Jahre später drängte mich jemand rückwärts in einen dunklen Hotelflur. Ein Schulfreund sah mich, kurz bevor ich durch eine halb geöffnete Zimmertür geschubst wurde. Auch dieser Mann lief schnellen Schrittes davon, so schnell, wie der Puls in meiner Halsschlagader hämmerte. Von all dem erzählte ich zu Hause nichts, denn ich wollte keine Last sein. Erst als Jugendliche wagte ich es doch einmal. Als Antwort begann meine Mutter zu weinen und tischte mir ihre eigene Geschichte auf. Sehr viel genauer, als ich sie in diesem Alter wissen wollte. Die Lektion hatte gesessen.

Und lange bevor ich etwas über Opferverhalten und Täterpsychologie lernte, hatte ich schon die Regeln für die Nacht in der Stadt gelernt: Steig nie allein in einen leeren S-Bahn-Waggon, zieh die hohen Schuhe aus und geh die letzten Meter durch die dunkle Nebenstraße besser barfuß, sieh dich um, bevor du einen Hauseingang betrittst, wechsel die Straßenseite, wenn ein Mann hinter dir läuft, meide Männergruppen, zieh dir was Langes über, lass deinen Drink nicht unbeobachtet. Als wäre die nächtliche Stadt ein Raubtiergehege.

Was zuvor gelegentlich aufblitzende Erinnerungen waren, glich zusammengeschnitten einem Film. Er lief in meinem Inneren ab, während ich durch die Buchenwälder nach Hause fuhr.

Als ich am Kindergarten ankam, dämmerte es schon, ich trug Max auf dem Arm hinaus. Ich hätte Andreas bitten sollen, ihn rechtzeitig abzuholen. Ich dachte an meinen Vater. Er war ein sanfter Mann mit einer weichen, hellen Haut. »Er riecht wie ein nasser Hund«, hatte meine Mutter immer gesagt. An seinem Rücken hatte er kurz über der Hüfte eine daumengroße und tief liegende lilafarbene Narbe. Wenn er sich mit freiem Oberkörper umdrehte, war sie genau in meiner Augenhöhe. Ich strich mit dem Zeigefinger darüber, er passte mehrmals in die Delle hinein. Er war die erste unglückliche Liebe meines Lebens. Eines Tages war er nicht mehr gekommen, man hatte mir einen Brief gereicht, den er geschrieben hatte. Er wünschte keinen Kontakt. Ohne Erklärung. Und meine Mutter sagte: »Er ist ein Arschloch«, und dann sprach sie nie mehr darüber.

Ich hatte nur noch wenig Kontakt zu ihr, sie wohnte mit ihrem neuen Mann am anderen Ende der Stadt. Alle paar Wochen rief ich sie an. Egal wann ich sie erreichte, sie klagte: »Ich warte schon den ganzen Tag auf deinen Anruf.« Anstatt dass sie selbst zum Hörer gegriffen hätte. Anschließend hörte ich mir eine Litanei über die letzten empörenden Verhaltensweisen ihrer Nachbarin, ihres Mannes und des Finanzamtes an. Wenn ich etwas einwandte, sagte sie normalerweise: »Warum bist du heute so zickig!«, und darum sagte ich: »So, jetzt muss Max aber ins Bett. Bis bald«, und legte auf. Obwohl ich seit fast zehn Jahren allein lebte, kannte sie meine Wohnung nicht. Und das war nur ein Teil des Problems.

Hätte ich noch Kontakt zu meinem Vater gehabt, hätte ich ihn wahrscheinlich angerufen. Ich hätte geweint und gesagt: »Sag mal, was tu ich mir da eigentlich an? Ich bin am falschen Platz, aber wo mein Platz ist, weiß ich sowieso nicht. Und jetzt bin ich eben da gelandet. Stell dir vor, die bezahlen mich sogar. Und was nun?« Aber es gab keine Antwort, nicht einmal in meiner Fantasie. Und ich telefonierte nicht und ich weinte nicht. Ich fuhr nach Hause und baute einen anderthalb Meter hohen Turm aus Duplo-Steinen, den Max lachend umwarf, immer wieder mit der gleichen Leidenschaft, schätzungsweise einhundertfünfzig Mal.

Am Abend, als er schlief, holte ich aus einer Schrankecke Zeichenpapier heraus, auf dem er sonst herumkrakelte, und in der unteren Schublade fand ich zwischen Knetresten und abgebrochener Ölkreide ein vergessenes Stückchen Kohle. Ewig hatte ich nicht mehr gezeichnet. Es hatte eine ganze Weile nichts Gutes für mich bedeutet und blieb ein verlorener, stummer Raum. Ein bildender Künstler formt, aber redet nicht, hatte es geheißen.

Ich setzte mich an den Küchentisch, schob die Trinklerntasse und das Hammerbrett zur Seite und ließ die Kohle auf dem Papier kreisen. Die Hand suchte diese Form von allein, sie brauchte die Augen nicht. Zu hören war nur ein sandiges Schmirgeln, der Kopf war ausgeschaltet. Und wenn die Finger das Kohlestückchen etwas anstellten, entstand ein scharfer Strich, eine Festsetzung, eine erste Definition. Nach ein paar Strichen schaute ich auf das Blatt und sah den Umriss einer Gestalt, die sich drohend aus einer tiefen Schwärze erhob.

Die Gestalt blickte mich an, ohne Augen, und sagte: »Du hast Angst vor mir.«

Ich runzelte die Stirn und antwortete: »Weil du kein Gesicht hast.«

Und wütend zeichnete ich mir ein Gesicht hinein, mit Augen und Mund und Nase. Dann die ganze Gestalt. Hals, Arme, Beine und Hände. Als ich bei den Füßen angelangt war, ging es mir besser. Und ich sah auf einen stehenden Mann, mit schmalen Schultern und langen Armen.

Er sah mich an und sagte: »Ich war mal ein Junge.«

Und ich sagte: »Lass mich bloß damit in Ruhe«, legte die Kohle hin und holte mir die offene Flasche Rotwein, die neben dem Kühlschrank stand. Ich goss mir ein Glas ein, nahm einen Schluck.

Als ich mit dem Glas in der Hand zurückkam, schwieg das Bild. Neben den Mann zeichnete ich ein rennendes Mädchen mit wehenden Haaren und weit aufgerissenen Augen, ein Bein fast auf Kopfhöhe. Besser gesagt, es zeichnete sich selbst dahin. Christiane, du bist kein Kind mehr!, dachte ich. Ich wischte einmal mit der flachen Hand darüber und zeichnete eine Frau. Eine große stehende Frau mit dem Mädchen auf dem Arm.

Der Mann wirkte klein neben ihr und schmal, und die Frau sagte zu mir: »Du wehrst dich. Du bist nicht sein Opfer.« Und ich dachte: Du hast recht. Ich trank mein Glas aus, ging ins Bett und schlief sofort ein.

Etwas später hörte ich auf, mit Herrn Matzke über seine Straftaten zu sprechen. Ich brachte Max zu meiner Schwester und traf mich mit Dr. Holz zum Essen. Ich erzählte ihm jede einzelne kleine Szene aus meinem Film, der zeigte, was mir in achtundzwanzig Jahren Mädchen- und Frausein alles passiert war. Und er hörte mir geduldig zu und aß Königsberger Klopse. Er liebte deutsche Küche. »Ich verstehe. Es ist Ihre Wehrlosigkeit, die Sie so wütend macht«, sagte er nüchtern und sah mich forschend an. »Und jetzt führen Sie auf der Arbeit einen Stellvertreterkrieg. Ich glaube, das ist anstrengend.«

Ich verschluckte mich an einem Salatblatt. Als ich fertiggehustet hatte, standen mir die Tränen in den Augen. Ich lachte, und wir bestellten rote Grütze mit Vanillesauce.

Mit Herrn Matzke sprach ich über das Wetter (wechselnd), die Familie (schwierig) und seine Vergangenheit außerhalb der Haftzeiten. Ich glaubte, aus der Akte darüber schon alles zu wissen. Die anderen Patienten hatte ich brav nach ihrer Biografie gefragt, nur ihn nicht. Schließlich war er schon zehn Jahre untergebracht. Da fängt man doch nicht beim Urschleim an, und etwas in mir hatte es auch nicht wissen wollen. Manchmal ist es leichter, jemanden ablehnen zu können. Verständnis kann eine Zumutung sein.

Er war ein Kriegskind. Nachdem sein Vater an der Front gefallen war, heiratete die Mutter neu und gab ihn ins Heim. Sie besuchte ihn nie wieder. Da war er fünf Jahre alt. Er erzählte vom zerbombten Berlin, wie er lernte, sich durchzuschlagen, und von den weißgesichtigen Nonnen, die ihm den Hintern blutig prügelten, und wenn er auf den Wunden nicht stillsitzen konnte, die Hände noch dazu. Und vom stundenlangen Strafestehen mit dem Gesicht zur Wand. Und wie er an das kleine Feldbett gefesselt wurde in einem riesigen Schlafsaal ohne Fenster. Und von der Mutter, die ihn abwies an der Tür eines Bauernhauses bei Hamburg, als er mit zwölf Jahren weggerannt war, auf der Suche nach ihr und irgendeinem Schutz. Er sprach über all diese Frauen ohne Groll. In seinem jovialen, fast heiteren Ton, als würde es ihn nicht selbst betreffen.

»Ja, Frau Richter, das war ja damals anders als heute, nicht wahr? Die Mutter hatte ja genug Mäuler zu stopfen, und dann hatte sie den Bauern da geheiratet.«

»Und was hat sie zu Ihnen gesagt, als Sie vor der Tür standen?«

»Na, was schon? ›Ich hab keinen Sohn‹, hat sie gesagt.«

Das kam mir in Ansätzen bekannt vor. Bei mir war es der Brief von meinem Vater an meine Mutter, in dem stand: »Sehr geehrte Frau Richter, ich möchte mit Ihren Kindern

Christiane und Ines den Umgang nicht mehr wahrnehmen.« Wir waren damals nur wenig jünger als Herr Matzke, gerade neun und zehn Jahre alt.

»Waren Sie nicht wütend darüber, irgendwann?«, fragte ich ihn.

»Nein. Nicht auf sie«, sagte er. Und das verstand ich. Gehasst hatte ich meinen Vater auch nie.

Herr Matzke war ein zurückgelassenes, unerwünschtes Kind. Viel mehr als ich. Niemals hatte er etwas einfach so bekommen. Allein um seiner selbst willen. Ich fing an zu verstehen, warum er Frauen verabscheute. Je heiterer er sprach, umso wütender wurde ich selbst. Nun nicht mehr auf ihn, sondern auf die Frauen, die ihn gequält hatten, als er Schutz brauchte.

In seiner Jugend begann er, sich die Dinge mit Gewalt zu nehmen. Er klaute, er prügelte, er rannte fort. Es schien notwendig zu sein, um zu überleben. Als junger Mann bereiste er dann die halbe Welt, ein Heimatloser. Er erzählte mir, wie er sich in den Siebzigern in Afghanistan durchgeschlagen hat. Fast vollkommen ohne Straftaten, versteht sich, also jedenfalls ohne schwere. Das war erstaunlich.

Und er hat gemerkt, dass er mich für etwas interessieren konnte.

Wir sind später doch auf die Vergewaltigungen zurückgekommen. Wir fragten uns gemeinsam, wie er sich in den Verdacht für diese Vergewaltigungen hatte bringen können. Es war unser kleinster gemeinsamer Nenner. Ich wollte keine Reue mehr erzwingen, nicht um jeden Preis. Aber ich hatte die Sache noch immer nicht verstanden. Denn mit seiner Leugnung machte er sich selbst seit Jahren das Leben schwer. Sich die Straftat nicht einzugestehen, ist ein andauerndes Entlassungshindernis in jeder Maßregelvollzugsklinik. Das wusste er, und trotzdem beharrte er bei eindeutiger Beweislage auf seiner Unschuld. Was ergab das für einen Sinn? Genug andere Patienten räumten völlig umstandslos alles ein, was man ihnen vorwarf. Um es dann eben so umstandslos zu wiederholen.

Er hingegen erklärte mir, dass alle Frauen einverstanden waren. Ja, sogar zuerst auf ihn zugekommen wären. Mit Blicken und mit Andeutungen, ganz unmissverständlich. Und als dann die eine oder andere plötzlich und für ihn ganz überraschend Nein gesagt hatte, hätte er abgelassen.

»Sofort aufgehört, Frau Richter!«, und dann erklärte er mir jedes einzelne vermeintliche Missverständnis.

Das dauerte lange. Denn er hatte einiges dazu auf dem Kerbholz, Körperverletzung, Hausfriedensbruch, Diebstahl.

Er beschrieb mir sein ganzes kriminelles Selbstverständnis. Eine Altkriminellenehre war das. Keine Waffen, nur Fäuste. Schluss ist, wenn der Gegner am Boden liegt, niemals Tritte mit Füßen gegen den Kopf. Er war ernsthaft erschüttert über die jungen Männer, die über solche Taten sprachen. Gewalt gegenüber Frauen und überhaupt Schwächeren verbot sich von selbst. Darauf legte er größten Wert.

Er war zwar kriminell, sein ganzes Leben lang, aber er wollte auch gut sein. Ein guter Verbrecher, wenn schon. Und so sprach er über Frauen als das schwache, jederzeit unterstützungsbedürftige Geschlecht: »Man muss denen die Tür aufhalten und alles verzeihen.« Wie seiner armen Mutter. »Von denen bekommt man aber auch nichts und kann nichts erwarten.«

Irgendwann fragte ich mich, wie ich mich an seiner Stelle fühlen würde. Eine Lebenshaltung, das ganze Selbstverständnis und die Lebenszeit als Erwachsener drangegeben, wofür eigentlich? Für ein paar Minuten Sex? Auch noch armseliger, erzwungener Sex? Ein Sadist, den Gewalt um ihrer selbst willen befriedigt, war er ja nun nicht.

Wir diskutierten, was geringe Mengen Alkohol sind, so im Allgemeinen (meine Meinung) und im Besonderen (seine Meinung). Und was diese geringen Mengen anrichten im Leben eines Menschen. Er trank schon lange nicht mehr. Und wir sprachen darüber, woran man bemerkt, ob eine Frau mit einem Mann Sex haben will. Welche Umstände, Anzeichen und Worte dafür sprechen und welche dagegen. Und ab wann es dann vielleicht bei einigen Menschen Schwierigkeiten gibt, sich zu beherrschen und ein Nein zu akzeptieren. Und wenn Gewalt an anderer Stelle eine erfolgreiche Strategie war ... Dass es dann naheliegen könnte ... rein theoretisch, versteht sich ...

Und irgendwann lehnte ich mich weit aus dem Fenster und sagte: »Ich glaube, Herr Matzke, Ihre Opfer haben gebüßt für die Mutter und die Nonnen. Für die Frauen, von denen Sie misshandelt wurden.«

Er sah mich an und schwieg. Ich hatte »Ihre Opfer« gesagt, und er war sitzen geblieben.

Und dann sagte er langsam: »Ich glaub, ich hab Frauen gehasst. Vielleicht wollte ich auch was missverstehen.«

»Dann war es ein Stellvertreterkrieg?«

Er nickte.

Fast drei Jahre nachdem ich ihn kennengelernt hatte, wurde in der Visite über Lockerungen gesprochen. Wir wollten ihn in die Cafeteria gehen lassen, ohne Begleitung, und später vielleicht auch in die Stadt. Als Vorbereitung für seine Entlassung.

»Herr Matzke«, sagte der Chefarzt zu ihm, »welche Bedingungen müssten Sie Ihrer Ansicht nach erfüllen, damit wir sie ohne Risiko lockern könnten?« Eine gefürchtete Frage.

»Ähm. Also …«, stotterte er und schwieg. Ich sah ihn schon baden gehen und heftete meinen Blick auf die Akte. Aber dann sagte er: »Ich darf nicht trinken und mich nicht vorher gerade mit meiner Freundin streiten, und wenn doch, sollte ich mit äh … meiner … äh … Therapeutin sprechen.« Ich sah auf, und wir gaben ihm den Ausgang ohne Begleitung. Und als das gut klappte, durfte er auch in die Stadt fahren. Ganz allein.

Er war bei Karstadt in der Geschirrabteilung. Zweimal. »Frau Richter«, sagte er recht erfreut zu mir in einem Nebensatz, ohne dass ich nachgefragt hätte. »Da gibt es so eine blonde Verkäuferin. Ich sage Ihnen, die steht auf mich.«

Ich rang mir ein neutrales »Hmhm« ab. Ich hatte dazugelernt. Und statt zu sagen: »Oh mein Gott. Sind Sie wahnsinnig?!«, fragte ich: »Wie alt ist sie?«

Er sah mich an. »Na, so Mitte dreißig?«

»Aha. Also, wenn Sie mich fragen. Eine Mittdreißigerin steht nicht auf einen siebzigjährigen alten Zausel wie Sie.«

»Ja, aber sie hat mir immer so hinterhergeguckt, egal wo ich stand! Und ich habe mich doch ganz gut gehalten.«

»Nein, Herr Matzke, das haben Sie ganz und gar nicht.

Und diese Blicke hängen hundertprozentig mit den Tätowierungen über ihren Augen zusammen! Glauben Sie mir.«

Irgendwann fand er mich vertrauenswürdig genug.

»Meinen Sie? Na ja, ich geh da lieber nicht mehr hin. Wenn Sie's sagen, wird's stimmen. Soll ja nicht noch mal ein Verdacht auf mich fallen.«

Er rückte in all den Jahren keinen Millimeter von seiner Version ab. Er konnte es nicht. Er, der ritterliche Robin Hood, sollte ein Vergewaltiger sein? Diese vielen Frauen, seine Opfer, die ihr restliches Leben mit der Ohnmacht, dem Verlust aller Sicherheit, der Angst und den körperlichen Narben leben müssten? Wegen ihm? Die Schuld anzuerkennen, war unerträglich für ihn.

Ich habe das auch nicht mehr abverlangen müssen. Vor allem nicht, um mich selbst besser zu fühlen. Leugnung von Straftaten ist nicht unbedingt ein Übel, das es mit der Wurzel auszurotten gilt. Es kann auch heißen, dass einer unbedingt ein guter Mensch sein möchte. Vor allem vor sich selbst.

Und das ist im Grunde keine so schlechte Ausgangslage.

Frank Matzke wurde entlassen, und ich hörte viele Jahre nichts mehr von ihm. Bis mich seine Frau anrief, als er im Sterben lag und nur noch so viel wog wie ein Kind. Sie richtete seine Abschiedsgrüße aus. Zusammen mit dem strengen Befehl, ihn nicht zu besuchen. Seinen Verfall sollte ich nicht zu sehen bekommen. Und bis dahin hatte er jedenfalls niemanden mehr vergewaltigt.

»Na klar«, würde er sagen. »Hab ich noch nie gemacht, fang ich im Alter auch nicht mit an.«

Nördlicher Sturm

Es war kalt geworden. Nachts fiel der erste Schnee in diesem Jahr. Max aß Toast mit Erdbeermarmelade, und er sprach dabei nicht viel. Energisch schlug er mit der Hand auf den Tisch, um Nachschub zu bekommen: »Mama!« Wenn ich ihm antwortete: »Willst du noch mehr haben, Süßer?«, stellte ich mir vor, wie er meine Wörter einsammelt. So viele, bis er eines Tages plötzlich in ganzen Sätzen sprechen wird.

Nach dem Frühstück wollte ich ihm helfen, den Schneeanzug anzuziehen, aber er schob meine Hand zur Seite. Wo sind die Stiefel?

»Warte! Ich helfe dir! Nein? Nein?? Soll ich? Jaha! Gut!«

Die Stationsbesprechung begann um acht, es war halb sieben, und ich wusste nicht, ob die Landstraße schon geräumt war. Mir wurde heiß unter dem Mantel, und mein Herz raste. Er musste auf die Toilette. Gerade als wir aus der Tür waren. Natürlich.

»Ich muss los, Max, Herrgott!«, herrschte ich ihn an, und als er sich allein wieder ausziehen wollte, schob ich seine Hand zur Seite. »Nein, jetzt! Mama hat keine Zeit.«

Auf der Straße tasteten sich Autos, Räder, Menschen voran wie halb erblindet. Ich kühlte mich ab im Schnee, es ging nicht sehr schnell, aber wir schafften es bis in den Kindergarten. Frau Himmel übernahm für mich das Ausziehen. Bevor ich ging, legte Max seinen Kopf an meine Schulter. Hinter der Stadt frischte der Wind auf und der Schnee stob über die Landstraße.

Vorwürfe quälten mich: Ich darf nicht immer so gemein zu ihm sein, ich darf nicht immer so unter Druck stehen, ich darf nicht zu spät kommen, ich darf nicht rasen. Die Schuld lag wie eine Steinplatte auf meiner Brust. Und genau bis Bückeburg reichte mein Wille, verantwortungsvoll zu sein. Als hinter dem alten Heizkraftwerk schon schwarzblau die Dämmerung heraufzog, trat ich das Gaspedal durch. Der Druck auf meiner Brust ließ nach, Stundenkilometer für Stundenkilometer.

Ich parkte zwischen dem alten Polo der Arbeitstherapeutin und dem Audi des Oberpflegers. Sie hatten keine Kindersitze in ihren Autos. Nach über einem Jahr kannte ich fast alle Namen, und das waren einige. Fünfzehn Pfleger, die drei Schichten abdeckten. Der Oberpfleger hatte immer die Frühschicht. Die Arbeitstherapeutin fuhr an allen Wochenenden im Herbst mit ihrem Mann die Kraniche anschauen, ihr Kollege Herr Braun war im Vorstand des örtlichen Sportschützenvereins. Der Sporttherapeut Herr Herbst hatte ein Verhältnis mit der Oberschwester von der Allgemeinpsychiatrie. Die Sozialpädagogin Frau Klein war frisch getrennt und hatte sehr abgenommen. Der Chefarzt war an manchen Tagen schon früh um halb sechs da, warum, wusste keiner. Und ich hatte noch niemanden gefunden, der die Verwaltungsleiterin Frau Kämmerer-Specht leiden konnte. Und das waren nur die Leute von meiner Station. Dazu kam die Belegschaft von der benachbarten Station sieben, die ungefähr so groß war wie unsere.

Ich war viel zu spät dran für die Stationsbesprechung, der Oberpfleger ignorierte mich zur Strafe. Ich sollte heute Herrn Baumann kennenlernen, der am Tag zuvor aus dem Strafvollzug zu uns gekommen war. Eines dieser Spezialsubstantive kam in der Mitteilung darüber vor, die auf meinem Tisch gelandet war: »Verschubung am … 22.11.« Erst hielt ich es für einen Tippfehler, die meinten sicher »Verschiebung«. Aus irgendeinem geheimnisvollen Grund »verschiebt« man vielleicht Gefangene. Ich googelte. »Verschubung ist der Gefangenentransport zu Wasser, Land und Luft zum Zwecke einer Überstellung.« Aha. Wieder was gelernt.

Ich gewöhnte mich allmählich an diese technische Sprache wie an ein überdimensionales Werkzeug. Bald kannte ich so gut wie alle Wortungetüme und schrieb beeindruckende Schachtelsätze aus Substantiven, deren Sinn man immer erst nach dem zweiten Lesen erfasst.

Herr Baumann war auf dem Landweg zu uns gekommen. Mit einem grauen alten VW-Transporter der Justiz. Ein Kastenwagen mit schmalen Fensterschlitzen knapp unter dem Dach. Er durfte durch die Torschleuse direkt auf den Hof fahren, aber nicht bevor man das Untergestell mit Spiegeln abgeleuchtet hatte, auf der Suche nach Sprengstoff oder Drogen.

Ich schrieb »23.11.« und »Herr Baumann« auf meinen Notizblock. Dann holte ich ihn von der Station ab. Er kam mir bis zum Gitter entgegen, das enge schwarze T-Shirt spannte über aufgepumpten Muskeln, in runenartiger weißer Schrift stand »Nord Storm« quer auf seiner Brust.

Ich schaltete nicht.

Er lief breitbeinig und breitarmig, sein Blick war ernst. Dunkle Augen in einem viereckigen Gesicht, das mich an den Beißer aus einem alten James-Bond-Film erinnerte. Dazu ein schmaler Mund, kurze Haare und eine helle Haut. An der Innenseite seines rechten Unterarms sah ich ein großes viereckiges Pflaster.

»Haben Sie sich verletzt?«, fragte ich, im Büro angekommen.

»Nein. Darunter ist eine Tätowierung. Die darf ich hier nicht offen tragen.« Er musterte in Ruhe meinen Raum.

»Was für eine?«, fragte ich. »Nord Storm« konnte ja alles Mögliche heißen. »Nördlicher Sturm« zum Beispiel.

Statt einer Antwort hob er das Pflaster an zwei Seiten hoch, und ich sah auf ein breites schwarzes Hakenkreuz, unter dem sich seine Armvene wölbte. »Verfassungswidriges Symbol«, sagte er routiniert und drückte das Pflaster mit seiner Linken wieder an.

Wortlos drehte ich mich um. Oh Gott, soll ich hier etwa Nazis therapieren?

Ich bat ihn kurz angebunden, sich zu setzen, und hielt eine strenge einleitende Rede über Behandlungsziele unter besonderer Berücksichtigung seiner Karriere als Gewalttäter, die in einem gemeinschaftlich begangenen Totschlag ihren vorläufigen Höhepunkt gefunden hatte. Er antwortete, als würde er meine Ablehnung nicht bemerken.

In einem Dorf war er aufgewachsen, das einzige Kind, die Eltern hatten eine kleine Landwirtschaft, beide tranken. Der Vater prügelte den schlafenden Jungen aus dem Bett. Er erwähnte es nur in einem Nebensatz.

»Ist doch klar«, sagte er lakonisch. »Ich hab ja freigedreht. Was sollte er machen?«

Etwas in mir sträubte sich gegen diesen Satz, aber ich schwieg. »Explorieren, nicht kommentieren«, hatte ich gelernt, und das kam mir entgegen. Allzu viel Mitleid für einen Rechtsradikalen hatte ich ohnehin nicht.

Aber ohne es zu wollen, sah ich den kastenförmigen Jungen, der er damals war, vor mir. Geprügelte Kinder laufen wie kleine Roboter, sie bewegen die Arme nicht. So lange, bis sie groß genug sind und selbst zuschlagen können. Ich schob das Bild beiseite.

Als Vierzehnjähriger war er hoch genug gewachsen, nun trank und prügelte er selbst, seine Jugend verbrachte er in Heimen. Einen Schulabschluss bekam er nicht, obwohl er klug war. Am Ende landete er dort, wo ein Kinderleben nicht viel zählte: Ministerium für Volksbildung der DDR, Abteilung Spezialheime, geschlossener Jugendwerkhof. Hier wurden sogenannte schwer erziehbare Jugendliche systematisch gedemütigt, erniedrigt und gequält. Durch Dunkelarrest, Essensentzug, Schläge. Widerstand sollte gebrochen werden, und dafür war jedes Mittel recht.

»Entweder ich oder die«, sagte er und sah mich an: »Glauben Sie mir, ich werde nie wieder ein Opfer sein.«

Nachdem er aus dem Jugendwerkhof entlassen worden war, fand er Anschluss in einer Truppe saufender Gleichgesinnter auf dem Land, und er verließ diese Welt nicht mehr, bis er zu uns in die Klinik kam.

Als er mein Büro verließ, atmete ich erst einmal aus. Was für ein unangenehmer Typ, dachte ich. Aufgepumpter Fascho. Vielen Dank auch! Was sind das nur für Menschen hier? Störrische Serienvergewaltiger, unsichtbare Pädophile, Tobsüchtige, die sich für die Ruhe selbst halten, aber ausrasten, wenn sie etwas nicht ausgehändigt bekommen, zum Beispiel ihr Epiliergerät, und jetzt auch noch ein prügelnder Nazi.

Ich erinnerte mich ein wenig neidisch an die Patienten meiner niedergelassenen Kollegen. Junge, eloquente, reflektierte und sozial kompetente Mittelschichtspatienten. Wenigstens liberal, wenn nicht links orientiert. Ich dagegen war im Tal der verlorenen Seelen gelandet. Das Bedauern meiner Kollegen war mir sicher und verlieh mir eine heldenhafte Größe.

Als ich gerade anfing, mich selbst zu bemitleiden, klopfte es. Der nächste Patient. Ich kam nicht zum Nachdenken. Kann auch ein Vorteil sein.

Später auf dem Heimweg durch den Schnee dachte ich das erste Mal seit Jahren wieder an Rolfi.

Ich bin in einem Ostberliner Arbeiterbezirk aufgewachsen. Zur Schule ging ich in einen langen, schmalen Plattenbau mit einer großen Wiese davor. In den Pausen mussten wir zu zweit Runden um den Schulhof herumlaufen, ohne zu rennen natürlich. Und wenn uns ein Lehrer ansprach, sprangen wir auf, bevor wir antworteten. Ich war dort zusammen mit einem ganzen Schlag von Kindern aus Familien, die in der nahe gelegenen Einfamilienhaussiedlung wohnten und deren Eltern für das Ministerium des Innern der DDR arbeiteten. Man könnte auch sagen, für die Organe der Staatssicherheit. Im Klassenbuch standen bei diesen Kindern keine Adressen, sondern nur eine Notiz: »MdI.« Die Schule war entsprechend stramm organisiert.

Jedes Jahr wurden Manöver durchgeführt. Alle Schüler mussten in einen Wald fahren, Schießübungen, Orientierungslauf und Handgranatenweitwurf absolvieren und zum krönenden Abschluss einen Soldaten aufspüren, der sich in einem Waldstück versteckte. Wenigstens wurde er nicht erschossen, so wie in Wirklichkeit die russischen Deserteure. Das Wochenendhaus meiner Familie in der Prignitz stand nahe einer russischen Kaserne, und manchmal durften wir das Grundstück nicht mehr verlassen. Wenn von Weitem Schüsse zu hören waren, sagte meine Mutter: »Sie werden eingekreist, dahinten in dem Waldstück, und erschossen, dabei sind es doch noch Kinder.«

Nur wenige Meter von dieser Schule entfernt gab es eine große Nervenklinik, die von Ordensschwestern geführt wurde. »Ab in die Gummizelle!«, riefen wir schon als Kinder, wenn uns einer durchgeknallt erschien. Von dort kam Rolfi uns alle paar Wochen besuchen. Über viele Schuljahre. Ein über und über mit Perlenketten behängter, glockenklingender schmaler Mann. Immer war er mit langem Mantel und bunt besticktem Hut bekleidet. Er hatte keine Zähne mehr, sein Mund und die Wangen waren eingefallen, aber seine Augen lachten. Er zog einen hölzernen Handwagen, in dem er unter einer Decke allerlei Kram aufbewahrte, stellte sich damit auf die große Wiese genau vor das Schulhaus, zog eine Mundharmonika aus dem Mantel und spielte.

Wenn wir ihn hörten, löste sich die ganze sozialistische Arbeitsdisziplin in Luft auf.

Wir stürmten zu den Fenstern, und kein Lehrer konnte uns aufhalten. Hunderte Kinder lehnten sich hinaus, riefen ihm zu und winkten. Wenn er alle Aufmerksamkeit bei sich wusste, legte er die Mundharmonika in seinen Wagen. Er hob bedeutungsvoll die Hand, und es wurde still. Dann zog er den Mantel aus, legte ihn sorgfältig gefaltet auf den Wagen und beugte sich nach vorn. Bedächtig setzte er beide Hände vor sich auf das Gras, bevor er das Gleiche mit dem Kopf tat. Er winkelte die Beine an und streckte sie langsam und gerade in die Luft.

Es war ein perfekter Kopfstand, während kleine Klimperdinge aus seinen Hosentaschen in das Gras fielen. Dann rollte er ab, stand auf, stemmte beide Arme an die Seite und verbeugte sich unter johlendem Applaus. Aus seiner hinteren Hosentasche zog er einen Kamm, mit dem er sich das lange blonde Haar ordentlich auf die Seite legte, bevor er sich ein zweites Mal verbeugte und glockenklingend davonschritt. Er brauchte nur zwei oder drei Minuten für den ganzen immer gleichen Auftritt. Und sobald jemand aus dem Lehrerzimmer ihn erreicht hatte, um ihn fortzuschicken, war er schon am Gehen. Ließ er sich ein paar Monate nicht sehen, fragte ich mich besorgt, wo Rolfi blieb, und sein Auftritt war umso großartiger, wenn er wieder auftauchte.

Sie brachten ihn um. Ein paar Jahre später, ich studierte bereits. Als ich es hörte, wollte ich an der Welt verzweifeln. Täglich war ich über den Platz gelaufen, an dem es nachts passiert war. Leute wie Herr Baumann waren die Täter. Nach der Wende gab es in meiner Gegend zu viele davon. Rechtsradikale, marodierende junge Männer. Sie machten die Gegend unsicher, ich ging nachts nicht mehr allein raus, und einige Straßenzüge mied ich völlig. Ich lebte in Sicherheit, schlief in einer Wohnung, war weder perlenbehangen noch bunt, auch nicht schon von Weitem sichtbar und zu hören. Und ich war nicht allein. Er war es immer.

Niemand beschützte ihn. Sie schlugen ihn zusammen, sie gossen Schnaps über ihn und zündeten ihn an. Sie traten ihm gegen den Kopf. »Mit dem beschuhten Fuß«, wie der Jurist sagt. Sie urinierten auf ihn. Es waren viele, und er war allein. Stundenlang haben sie ihn gequält, bis er endlich starb.

Ich hatte viele Jahre lang nicht mehr daran gedacht. Und auch als ich die Tat von Herrn Baumann gelesen hatte, war mir Rolfi nicht eingefallen. Aber nun hatte sich die Ähnlichkeit der Fälle in meine Gedanken gefressen.

Max schlief die Nacht bei Andreas. Ich hatte Pech und musste den Elternabend in der Kita übernehmen. Die süßlich grinsende, in Wirklichkeit schwer aggressionsgehemmte und deshalb chronisch wütende Leiterin forderte die Eltern auf, sich in grüne und goldene Tücherhaufen zu setzen. »Wir haben für jede Familie ein Nest vorbereitet«, flötete sie.

Ich war allein, ich wollte kein Nest. Einen Moment überlegte ich, schreiend wegzurennen. Menschen sprachen sehr ernst über den Fettgehalt von Frühstücksjoghurt, die geschätzte Kalorienzahl des Mittagessens und den Ablauf der Mutti-Bastelrunde immer dienstags um zehn Uhr. Nach einer Dreiviertelstunde entschuldigte ich mich leise und ging. Katinka wartete auf mich. Wir machten die lange Runde durch den Park. Bäume, Büsche, Gräser erstarrten unter einer kaltweißen Eisschicht. Und alles, was man berührte, drohte zu zerspringen.

Herr Baumann hatte von da an keinen leichten Stand bei mir. Wenn er mein Zimmer betrat, verkrampften sich meine

Kiefermuskeln. Und ich rang mir ein Lächeln ab, das eher ein Zähnefletschen war. Ein Gesicht, das ich auch zeigte, wenn ich meine Wohnungstür vor dem Vater meines Sohnes bewachte. Zu einer wertschätzenden, freischwebenden Aufmerksamkeit war ich nicht eine Minute in der Lage.

Zwischenzeitlich besuchte ich eine Fortbildung zum Thema Gewaltkriminalität. Ich besuchte einen Workshop zum Thema konfrontative Gruppenbehandlung. Der letzte kriminaltherapeutische Schrei.

»Nun«, sagte ich danach zu Herrn Baumann, »wie Sie sicher wissen, ist eine Straftatbearbeitung unbedingt notwendig. Wir werden in Ihrem Fall eine Gruppenbehandlung durchführen.«

Er wurde rot. »Wozu soll das denn gut sein?«, fragte er.

Ich registrierte seine Unsicherheit. »Es geht um Ihre Verantwortung. Sie werden Ihre Straftat mit allen Details vor der Gruppe darstellen und sich von den Teilnehmern dazu befragen lassen.«

»Sie meinen so eine Heiße-Stuhl-Nummer? Na, das kenne ich ja schon aus dem Jugendwerkhof. ›Kritik und Selbstkritik‹ hieß das im Osten. Oder auch ›Lass dich freiwillig fertigmachen‹!«

Ich antwortete mit der Sicherheit derjenigen, die auf der richtigen Seite des Schreibtisches sitzen: »Kanadische Forschungsergebnisse haben ergeben, dass die Straftatbearbeitung in der Gruppe einen wichtigen rückfallpräventiven Effekt hat …«

»Vergessen Sie es!«, sagte er, bevor er ging.

Und ich sagte: »Wir werden sehen, Herr Baumann. Sie möchten doch sicherlich eines Tages entlassen werden.«

Ich benutzte das erste Mal die Machtstellung des Amtes, und ich hörte mir dabei zu, selbstgefällig, wie ich heute denke. Was war ich nur für eine großartige Therapeutin, hatte einfach alles im Griff. Macht missbrauchen immer nur die anderen.

In einem meiner nächsten Gespräche mit ihm ließ er eine abfällige Bemerkung über einen türkischstämmigen Mitpatienten fallen. Eine grobe Unvorsichtigkeit von ihm: »Diese Kameltreiber können sich nicht mal richtig waschen«, sagte er in einem Nebensatz inmitten eines Lamentos über die Unterbringung. Ich stellte mir vor, wie das Wort »Kameltreiber« in seinem Dörfchen die Jahrzehnte überlebt hatte, während nach der Wende die Bilder von der neuen Welt in die kleinen Wohnzimmer geflimmert waren. Im Grunde hatte ich darauf nur gewartet. Geschlossene Einrichtungen sind auch Disziplinierungsanstalten.

Wirksame Daumenschrauben sind Lockerungsrücknahmen, Zimmerdurchsuchungen und Besuchssperren. Um nur ein paar Möglichkeiten zu nennen, die ich innerlich durchging.

»Ich erwarte, dass Sie solche ausländerfeindlichen Beschimpfungen hier unterlassen. Ein Mensch ist tot, und Sie sind dafür verantwortlich. Damit sollten Sie sich beschäftigen, statt sich über anderer Leute Waschgewohnheiten aufzuregen.«

Er sah mich an und sagte prompt: »Sie ärgern sich über mich!«, fast als wüsste er, dass ich das im Grunde nicht durfte. So viel Einfühlungsvermögen hatte ich ihm nicht zugetraut.

Da ist was dran, dachte ich. Und konterte: »Wenn jemand wirklich nichts erreicht hat in seinem Leben, dann kann er am Ende immer noch sein Deutschsein beweihräuchern. Herzlichen Glückwunsch dazu!« Das war sehr persönlich gemeint, und er bemerkte die Verachtung auch.

»Ich kann also auf nichts in meinem Leben stolz sein?« Seine Stimme klang, als hätte er diese Idee selbst schon einmal gehabt. Aber ich wurde nur ärgerlicher.

Will der, dass ich ihn tröste und für ihn die Psychomutti gebe?, dachte ich und antwortete ohne ein Zögern: »Ja genau. Und dass andere Menschen den Preis dafür bezahlen. Die anderen, die verletzbarer sind als Leute wie Sie.«

Er blickte auf den Boden und schwieg.

Ich war noch nicht fertig mit ihm. Nach dem Gespräch ging ich zum Oberpfleger. »Ich hätte gern, dass Sie in den nächsten Tagen das Zimmer von Herrn Baumann durchsuchen.« Er nickte ernst, als wäre ich endlich einmal auf eine gute Idee gekommen, und am nächsten Morgen lagen auf meinem Schreibtisch ein unerlaubt eingeführtes Handy und ein Stapel pornografischer Zeitschriften. Letztere hatte ich auf strafrechtlich relevante Inhalte durchzusehen, mein Studium qualifizierte mich dazu, und die Pfleger lächelten leise. Nach einem ungemütlichen Gespräch mit dem Chefarzt musste Herr Baumann eine ausführliche schriftliche Ausarbeitung zur Hausordnung liefern unter der Androhung, in den Strafvollzug verschubt zu werden.

Und zumindest mir ging es besser.

Auf dem Rückweg nahm ich ein Telefonat mit Andreas an. Über die Freisprechanlage hallte seine Stimme im ganzen Auto, er hatte wie üblich einen Wunsch an mich zu richten. »Christiane, ich möchte noch einmal über die gemeinsame Geburtstagsfeier sprechen«, begann er. Und nach einer Pause: »Und über das Wochenwechselmodell.« Inzwischen holte er Max jeden zweiten Tag ab, und am Wochenende schlief unser Sohn eine Nacht bei ihm. Ich fand das gut, aber für ihn war das Thema nicht vom Tisch. Einige andere auch nicht: »Und ich möchte, dass du morgens das Laufrad vorne an deinem Rad anschließt, und in die Brotbüchse bitte kein Nutellabrot, das ist eine Sauerei und dieser ganze Zucker, das geht nicht.«

Ich richtete mich hinter meinem Lenkrad auf. Etwas von Frau Diplompsychologin Richter war noch in mir. Von der Frau, die Ansagen macht.

»Mein Lieber«, sagte ich und atmete ein, »du wünschst dir sehr viel von mir. Aber wie soll es anders sein, ich war dir gegenüber niemals klar genug. Lass mich ausreden! Ich weiß, das muss sich ändern. Also hör mir zu! Es wird keinen Wochenwechsel mit mir geben, solange Max nicht zwei oder drei Tage hintereinander bei dir schlafen kann. Dafür ist er jetzt noch zu klein. Es wird so lange genauso bleiben, wie es jetzt ist. Dreimal in der Woche bei dir, viermal bei mir. Ich schließe das Laufrad an, wo immer Platz ist, und ich tue ihm in die Brotbüchse, was immer ich will!«

Ich hatte nicht mehr geschwiegen, nicht geschrien, sondern gesprochen. Klar und verständlich. Das war er nicht gewohnt, und daher sagte er nichts. Ein seltener Moment, der sich in meinem Inneren weit ausdehnte. Ich blinkte, fuhr auf die Autobahnauffahrt, und während das Auto beschleunigte, fühlte ich mich erstmals frei von Andreas. »Gut. Okay …«, sagte er schließlich, und ich: »Gut, bis dann«, und legte auf.

In meiner nächsten Stellungnahme an das Gericht beschrieb ich den Behandlungsverlauf von Herrn Baumann. Die allgemeine Regeleinhaltung sei zu bemängeln und eine intensive Bearbeitung der Straftat in der Gruppentherapie erscheine unerlässlich. Rechtsextreme Einstellungen beeinflussten den Therapieverlauf negativ. Die bestehenden Widerstände aufseiten des Patienten müssten noch bearbeitet werden.

Ich saß klar am längeren Hebel, und unangenehm war das nicht.

Jedenfalls so lange, bis die Einladung zum ersten Anhörungstermin vor der Strafvollstreckungskammer auf meinen Schreibtisch flatterte, weil der Chefarzt im Urlaub war. Die zuständige Richterin musste einmal im Jahr entscheiden, ob die Unterbringung in der Klinik ein weiteres Jahr fortdauern würde. Dafür traf man sich zu einem Termin, der im Besuchsraum der Klinik stattfand.

Selbst vor Gericht aufzutreten, war eine schreckliche Vorstellung für mich. Ich konnte mir noch so oft vorsagen, dass Juristen keine Fachleute sind. In meiner Fantasie wurde ich als Aufschneiderin entlarvt mit geklauter und vorgeschobener Expertise. Vor dem Tag hatte ich einen Albtraum. Als der Chefarzt mir den Termin übergab, traute ich mich nicht, genauer nachzufragen. Ich hatte mir eine Art Verhör vorgestellt. All meine Strenge versank in einem See aus Unsicherheit. »Frau Richter, bitte erläutern Sie Ursachen der ausbleibenden Erfolge Ihrer Behandlung.« Im Traum hatte ich erst gestammelt und dann geschwiegen. Eine fürchterliche Blamage.

In Wirklichkeit war eine verhuschte ältere Dame durch die Schleuse in die Klinik getreten, mit dünnem gelblichem Haar und einem schief stehenden Auge. Sie stellte ihren Aktenkoffer im Besuchszimmer ab, Herr Baumann und ich traten hinter ihr ein. Wir setzten uns ihr gegenüber. Beide nervös und schwitzend. Als Erstes versuchte ich, herauszufinden, in welches ihrer Augen ich sinnvollerweise schauen sollte. Ich wollte nicht unhöflich sein, aber ich muss sie angestarrt haben, denn sie räusperte sich und fragte: »Wer bitte sind Sie?«

»Ich ... äh.« Ich entschied mich für ihr geradeaus blickendes Auge. »Ich bin Frau Richter, die neue Therapeutin.« Sollte ich doch das schiefe nehmen?

Herr Baumann sah mich betreten von der Seite an. Die Richterin fasste den Inhalt meiner strengen Stellungnahme zusammen: extreme Einstellungsverzerrungen und so weiter, Fortführung der Unterbringung notwendig.

Es hätte keine größere Diskrepanz geben können zwischen meiner Unsicherheit und der scharfen Beurteilung in meiner schriftlichen Stellungnahme. Jeder würde das sofort entdecken. Ich atmete aus und beobachtete das Lüftungsgitter.

Dann fragte sie Herrn Baumann, was er darüber denkt. »Ja«, sagte er. »Ich habe nichts dagegen, die Behandlung fortzuführen.« Darüber wunderte ich mich. Als hätte ich meine Macht nicht ausgespielt, war ich nun überrascht von der Wirkung.

»Gut«, sagte sie. »Sie bekommen den Beschluss nächste Woche. Auf Wiedersehen«, und der Spuk war vorbei.

Nach dem Termin bot mir der Oberpfleger einen Kaffee an, den ich den Regeln zufolge niemals hätte anrühren dürfen. Er redete nie länger mit mir als unbedingt nötig, und nach unserer kurzen Konversation an meinem ersten Tag hatte ich wenig Lust verspürt, ihn selbst anzusprechen. Ich hatte aber bemerkt, dass er mich gelegentlich länger von der Seite ansah, wenn wir uns zufällig im Stationszimmer trafen.

Ein direktes Angebot durfte man sicher annehmen, außerdem brauchte ich nach diesem Termin tatsächlich einen Kaffee. Nachdem er mir in eine der Weihnachtsmotivtassen eingegossen hatte, schloss er die Tür, wie es bei den Übergabebesprechungen des Pflegepersonals üblich war. Das passte mir nicht ganz, ich hätte jetzt wirklich gern über das Wetter oder etwas anderes Harmloses geredet. Dafür könnte man die Tür offen lassen. Er drehte sich um, ging zwei Schritte an mir vorbei, ließ sich auf seinen Schreibtischstuhl fallen und sagte: »Ich bin froh, dass Sie nicht mit diesem weichgespülten therapeutischen Geschwätz hier anfangen.«

»Darüber bin ich auch froh«, hörte ich mich sagen. Ich lehnte am Medikamentenschrank mit meiner Tasse in der Hand.

Er lachte kurz auf, bevor er ernst fortfuhr: »Die Patienten brauchen vor allem Grenzen, wissen Sie.« Er nahm einen Schluck aus seiner Kaffeetasse und sah mich an.

»Das finde ich auch«, sagte ich, denn das stimmte.

»Die können sich nicht alles erlauben, die sind aggressiv, und da muss man ihnen klar zeigen, dass das so nicht geht«, fuhr er fort.

»Ja«, sagte ich und war froh, dass er den Patienten als den Problemfall ansah und nicht mich.

»Und diese Nummer, alles mit der Kindheit zu erklären, die zieht bei mir sowieso nicht.«

Ich nickte, und ich stutzte. Ich dachte an Dr. Holz. Wann

immer ich ein therapeutisches Problem nicht genau erfasst hatte und anfing zu stottern, sagte er: »Vor die Therapie hat der liebe Gott die Diagnostik gestellt.« Keine Veränderung ohne präzises Problemverständnis.

Ich wusste nicht, was ich antworten sollte. Nach einem Moment sah ich auf meine Uhr und sagte: »Oh, ich muss gleich zur Fallbesprechung. Also dann, bis morgen.« Ich drehte mich um und ging hinaus, mit einem leichten Druck auf der Brust.

Es war einfach zu viel, der Worte waren genug gewechselt an diesem Tag.

Bei meinem nächsten Gespräch mit Herrn Baumann hatte ich seine freundliche Zustimmung in der Anhörung bereits wieder vergessen, nicht aber seine Beschimpfung des Mitpatienten. Darum sagte ich zu ihm: »Ich möchte Sie bitten, solche ausländerfeindlichen Beschimpfungen hier zu unterlassen. Im Übrigen teile ich diese Einstellungen nicht, sondern lehne sie entschieden ab.«

Ich konnte mich nicht beherrschen, eine ideologische Positionierung zu seiner Regelüberschreitung musste ich doch abgeben.

Sein Blick wurde starr, er hielt kurz den Atem an und holte aus. Es folgte ein Text, tief aus der rechten Argumentationskiste. Deutsches Herrenvolk und so. Nach dem dritten Satz drehte ich den Ton ab. Ich sah aus dem Fenster, einzige Ausflucht in Not geratener Psychotherapeuten. Die Enten auf dem Klinikteich erfreuten sich bester Gesundheit. Trotz der vielen Sadisten, die täglich um sie herum waren. Ich schaute zurück auf Herrn Baumann. Ein hochroter Kopf, verengte Augen, schneidende Gesten. Sein Mund formte die Buchstaben. Der Rhythmus seiner Sprache: Tak … Tak! … Taktaktak! … Taktak! Der hämmernde Ton des Eiferers. Ich schaute in sein angestrengtes Gesicht und hörte seine Worte nicht. So vergingen ein paar Minuten. Während ich ihn beobachtete, verstand ich langsam die Botschaft, die unter seinem Text lag: »Ich werde davon nicht ablassen. Ich werde dabei bleiben, egal was Sie sagen. Sie können mir das nicht nehmen, niemals.«

Ich sah, wie er sich festklammerte. Plötzlich wirkte er auf mich wie ein Kind, dem ich ein Lieblingsspielzeug aus der Hand nehmen wollte. Das Ganze hatte eine wichtige Funktion für ihn. Es sickerte zu mir durch. Es ging nicht um rationale Argumente, um ein Dafür und Dagegen. Es ging um mehr. Was für eine Geschichte hatte er denn? Nichts hatte er erreicht in seinem Leben. Nirgendwo hatte er seinen Platz gefunden. Um ihn hatte sich nie einer gekümmert. Wo er lebte, da gab es keine Ausländer. Alle anderen im Dorf dachten auch so wie er. Es ging um seinen Selbstwert und seine Zugehörigkeit. Es hat keinen Sinn, den Kram ideologisch zu diskutieren, dachte ich und schwieg.

Irgendwann hörte das Hämmern auf, und ich sagte: »Hm. Ich glaube, ich verstehe.«

Er sah mich unschlüssig an, und auf seiner Stirn bildeten sich senkrechte Falten: »Äh, was verstehen Sie?«

»Dass diese Ansichten sehr wichtig für Sie sind.«

Er lehnte sich zurück und beobachtete die linke obere Zimmerecke.

»Und ich frage mich, was von Ihnen übrig bleibt, wenn Sie sie aufgeben«, fügte ich an und lehnte mich auch zurück.

Kurze Zeit später, es fing gerade an zu tauen, begann ich mit der Gruppentherapie. Acht Patienten, Gewalt- und Sexualstraftäter. Herr Baumann war dabei. Zuvor gab es ein paar einführende Stunden mit schriftlichen Hausaufgaben zur Straftatanalyse und zur Biografie. Die Regeln der Therapie waren klar: Jeder beschreibt sein Delikt vor der Gruppe, in kleinen Schritten. Der Stuhl desjenigen, der an der Reihe ist, wird in die Mitte gestellt, und alle Nachfragen müssen beantwortet werden. Es geht um Konfrontation. Rückfragen, Kommentare, Ausflüchte, Rausrennen, Schweigen oder Gegenangriffe sind nicht erlaubt. Sie führen zum sofortigen Abbruch und zur Wiederholung der Deliktvorstellung, im Jahr darauf. Bis dahin keine Lockerungen.

»Herr Baumann wird heute mit der Deliktrekonstruktion beginnen«, sagte ich.

Er hatte leicht zitternd in der Runde gesessen und sich an seinen Aufzeichnungen festgehalten. Schon ahnend, dass es ihn als Ersten treffen würde. Er atmete tief aus, stand auf, legte die karierten Blätter hinter sich und setzte sich in die Mitte der Runde. Beide Hände legte er flach auf die graue Jogginghose und schaute auf seine Knie.

»Ahm. Ich hatte ja den Abend getrunken und wir waren so zu fünft unterwegs …« – »Ach, nur den Abend getrunken?« – »Nee. Immer, jeden Abend jesoffen. Und da kam uns der Typ entgegen kurz hinter dem Bahnhof, er schwankte. Ich glaube, er hat den Jannis angerempelt.« – »Meinst du, er war selbst schuld? Hätte er den nicht angerempelt, wär nichts passiert?« – »Nee, nee …« – »Warum sagst du es dann?« – »Äh, nur so …« – »Nur so gibt's nicht. Was dachtest du da?« – »Na, du langhaariges Arschloch, dachte ich.« – »Was hat das mit seiner Frisur zu tun?« – »Na, das is so eine Zecke, dachte ich.« – »Wieso sagst du Zecke zu deinem Opfer?« – »Äh, ich …« – »Du dachtest wohl, du bist was Besseres als der?« – »Na, die gehen nicht arbeiten und kiffen nur und nehmen Drogen.« – »Hast du gearbeitet? – »Nee.« – »Und Saufen ist besser als Kiffen?« – »Ahm.« – »Was?« – »Nein.« – »Warum dann ›Zecke‹?« – »Na, das waren so unsere Feinde. Und der war schon total hinüber, der torkelte nur …« – »Da war er ein leichtes Opfer für euch!« – »Nee, ich hab ja noch versucht …« – »Warum war er kein leichtes Opfer? Ihr wart zu fünft und der war allein!« – »Ja.« – »Also dann sag doch nicht Nein! Also du dachtest, der ist nur ne Zecke, kein Mensch, und der war ein leichtes Opfer für euch.« – »Ja. Dann hat der Jannis den umgeschubst und dann getreten, gegen den Bauch.« – »Und du?« – »Ich stand daneben.« – »Wie weit weg?« – »Na, so'n halben Meter.« – »Was hast du gesagt?« – »Äh, ›mach das Schwein fertig‹, oder so. Die andern haben ja mitgegrölt.« – »Warum sagst du das?« – »Weiß nicht.« – »Dann überleg!« – »Ich äh …« – »Du hast es verkackt, nicht die andern.« – »Ja.« – »Wie hast du dich gefühlt?« – »Beschissen.« – »Nee, das stimmt nicht. Du hast mitgemacht, bist dageblieben.« – »Ja, hmm, nein. Und dann hat der Jannis auf die Schuhe gekotzt. Alles war voller Kotze …« – »Hat er dir nicht leidgetan?« – »Hm.« – »Was?« – »Nein, hat er nicht. Und dann hat der Dylan dem …« – »Du hast was vergessen.« – »Äh, was? …« – »Warum lässt du das weg? Du hast was weggelassen, ey.« – »Ach, äh, ich hab ihm gegen'n Kopf getreten.« – »Wieso?« – »Weiß nicht.« – »Denk nach.« –

»Zur Strafe?« – »Warum fragst du, du weißt es doch am besten. Wofür Bestrafung?« – »Es war schrecklich.« – »Was schrecklich? Lüg doch nicht. Wolltest doch einen auf dicke Hose machen. Du hast getreten, und es hat dir Spaß gemacht.« – »Das Geräusch. Der Kopf knallt gegen den Bordstein. Es tut mir doch leid.« – »Meinst du, wenn du nur schnell Entschuldigung sagst, ist das hier vorbei?« – »Ahm.« – »Also wie weiter?« – »Und dann war alles voller Blut und Kotze, und die anderen hatten ja nur so rumgestanden und gelacht, und dann kam der Dylan und hat gesagt, der soll die Schuhe ablecken, aber der wollte nicht. Und dann ist Dylan auf seinen Bauch gesprungen und dann hat er angefangen zu lecken. Der Jannis hat ihm die Schuhe hingehalten.« – »Du redest schon wieder nur von anderen! Was hast du gemacht? Du kannst nicht reden? Soll ich es dir sagen? Du hast ihm weiter gegen den Kopf getreten, die anderen haben dich angefeuert! Du hast getreten, weil du ein kleiner, feiger Verlierer bist, der auf Schwächere eindrischt und sich dabei stark fühlt. Stimmt doch, oder?«

Wir saßen im Gruppenraum, und ich sah vorbei an der Yuccapalme aus dem Fenster an die Wand. Ich musste nichts tun. Niemand ist unerbittlicher als Patienten untereinander. Nach einer Weile sah ich Herrn Baumann an. Am Anfang hatte er noch gefasst und aufrecht gewirkt, jetzt aber krümmte er sich auf dem Stuhl. Er beugte sich vornüber und die Tränen liefen auf seine graue Hose. Sie hinterließen dunkle Punkte, ein lautloses Weinen, und die Nase lief ihm, und die Sätze schossen auf ihn ein, und er konnte nicht mehr sprechen und wischte sich den Rotz mit den Ärmeln seines Shirts ab. Er verstummte. Ich kannte dieses Verstummen.

Und da tat er mir leid. Für einen kleinen, glasklar fühlbaren Moment hatte ich Mitgefühl. Nicht nur für ihn. Auch für mich und Rolfi und den Jungen, den sie ermordet hatten. Und für die anderen in diesem kahlen Raum an diesem völlig unmöglichen Ort, der letzte, an dem man sein wollte. Ich quälte ihn, so wie er gequält hatte und wie er selbst gequält worden war.

Ich dachte, er ist so verletzbar, wie ich es bin und wie Rolfi und der Junge und die Frauen ohne Hund es waren. Und es kommt auch darauf an, was einer lernt in seiner Kindheit. Mich hat keiner nachts aus dem Bett geprügelt, ich musste nicht in einem Kindergefängnis überleben oder wurde von Nonnen oder sonst wem misshandelt, sondern nur mir selbst überlassen. Und darum sitze ich jetzt auf der guten Seite vom Schreibtisch und hier in so sicherer Entfernung von all der Zerstörung. Dabei ist nicht klar, ob ich wirklich immer die Gute bin, so ganz aus eigenem Entschluss. Oder ob ich nicht einfach unfassbares Schwein gehabt habe.

Mir fiel Dr. Holz ein. Er hatte recht. Ich bin ein Teil des Problems, wenn ich hier meinen persönlichen Kampf gegen die Mörder von Rolfi ausfechte.

Ich wandte mich von Herrn Baumann ab. Etwas daran war richtig, was ich tat, und etwas war auf furchtbare Weise falsch. Ich wollte nur noch weg von hier.

Nach ein paar Sekunden sagte ich laut in die Gruppe: »Das genügt für heute.« Die Männer sahen mich überrascht an. »Vielen Dank für Ihre Beteiligung«, fuhr ich betont forsch fort, als wäre nichts Erklärungswürdiges an meinem Vorgehen. »Herr Baumann, vielen Dank. Bis zur kommenden Woche dann.«

Ich verließ den Raum, holte meine Jacke aus dem Büro und ließ mich durch die Schleuse nach draußen schließen. Der Oberpfleger sah mir aus dem Stationszimmer hinterher. Die Buchen schlugen aus in einem zarten Grün, und der Frühlingswind wehte das Laub des Vorjahres über den Weg. Ich lief vorbei an der Kinderpsychiatrie in der Hoffnung, niemanden zu treffen, und versuchte, meine Gedanken zu ordnen.

Im Grunde war es dasselbe mit Herrn Baumann und Herrn Matzke. Ich nahm diese Taten persönlich, ein wenig so, als ob sie an mir selbst begangen worden wären. Darum war ich wütend. Nicht bei allen Patienten passierte das, aber bei diesen beiden schon. Und das hinderte mich am klaren Denken.

Ich schämte mich, aber ich ärgerte mich auch. Kein Mensch bringt einem das bei! Christiane, halt Abstand! Pass auf deine Erinnerungen auf in diesem Job! Es könnte sein, dass sie dir im Weg stehen. Und dann schwingst du die große Keule, wo es besser wäre, Gleichmut zu bewahren. Und dann könntest du Schaden anrichten, obwohl du doch nur das Beste möchtest.

Ich einigte mich mit mir selbst: Man wird ein Problem nicht auf dieselbe Weise lösen, in der es entstanden ist.

Es war das letzte Mal, dass ich diese Form der Gruppentherapie durchführte. Bei Herrn Baumann entschuldigte ich mich. Ich hatte Glück, dass er in der Zwischenzeit nicht wegrennen konnte.

»Ich habe mich Ihnen gegenüber von meinen Vorurteilen und meinem Ärger leiten lassen«, sagte ich bei unserem nächsten Gespräch. »Es tut mir leid und wird sich ändern.« Er sah mich einen Moment überrascht an.

»Geht schon klar«, sagte er schließlich. »Ich hab den Mist gemacht, wegen dem wir hier beide sitzen.«

»Das stimmt«, antwortete ich. »Aber den Mist hier, den habe ich gebaut. Darauf muss ich schon bestehen.«

Er strich sich mit der Rechten über das dunkle Haar. Es schien ihm unangenehm zu sein.

»Worüber reden wir jetzt?«, fragte ich ihn.

Er sah wieder in die obere Zimmerecke und hatte die senkrechten Falten auf der Stirn. »Na, am besten über mein Leben?«, sagte er und wandte den Blick zu mir.

Ich sah ihn an. »Das wäre doch ein Anfang.«

Seine Geschichte war eine Geschichte des Ausgeliefertseins, des Scheiterns und des sich Aufbäumens gegen beides. Er brauchte die Radikalität seiner Einstellungen, er brauchte die Herabwürdigung anderer Menschen, sogar dringend, um sich selbst halbwegs sicher zu fühlen. Er war ein typischer Mitläufer, der im rechten Milieu Halt suchte. Nicht aus Stärke, obwohl es von außen so aussah. Sondern aus völligem Mangel an innerem Halt.

Und ein wenig brauchte er auch die Empörung der anderen, über das Hakenkreuz, den Nord Storm und die breitbeinige, breitarmige Pose. Empörung ist eine Form der Wirkung im anderen. Er hätte auch Islamist, Linksradikaler oder Kreuzritter werden können, nur die gab es eben nicht in seinem dörflichen Hinterland.

Ich debattierte nicht. Ich sprach mit ihm über Ausbildung, Arbeitsmöglichkeiten, über seine Interessen, darüber, was er als Kind eigentlich gern gemacht hatte. Wo könnte er sich jetzt nützlich fühlen? Was war mit seinen alten Freunden, welche soffen immer noch, und welche waren im Knast, und welche waren schon tot? Und wie und wo und mit wem könnte er sich sein Leben vorstellen in zwei Jahren, fünf Jahren, zehn Jahren? Welcher Ort wäre für ihn passend? Großstadt, Kleinstadt, Land? Die Ideologie als Gehhilfe unnötig zu machen, das war der Plan. Und mittlerweile mochte er mich. Darum folgte er meinen Fragen, die eigentlich eine Frage waren: Wer sind Sie ohne diese Ansichten?

Wochen später begleitete ich ihn bei seinem ersten Ausgang in die Stadt. Der Oberpfleger drückte mir eine Dose Pfefferspray in die Hand, und wir liefen beide nebeneinanderher, auf der befahrenen Ausfallstraße in Richtung der verbauten kleinen Stadtmitte. Er mit seiner ausgebeulten grauen Jogginghose und dem großen Pflaster am rechten Arm, eine schwarze Trainingsjacke über die Linke gehängt, und ich in meinem schwarzen Hosenanzug mit Bügelfalte, mit Perlenohrringen und strengem blondem Zopf. Ein ungleiches Paar, wir beide, aber doch fast gleich alt. Ich fragte mich, wofür man uns wohl hielt.

Wir redeten über Belanglosigkeiten. Er beschrieb mir das Haus seiner Eltern. Es war sein Plan, dorthin zurückzugehen. Ich war dagegen. »Vielleicht gehen Sie doch erst mal in eine größere Stadt. Wollen Sie nicht wenigstens ein bisschen von der Welt sehen?«

Ein paar Tage zuvor war ich aus einem Urlaub in Italien zurückgekommen, mit Max, meiner Schwester Ines und ihren beiden Töchtern, Martha und Helen. Ich erzählte ihm von dem guten Essen und der Heimfahrt über die weite Ebene hinter Venedig nach Norden: Die Berge erheben sich am Horizont und verschwinden wieder, und man glaubt, ihnen niemals näher zu kommen. Und die Zypressen wachsen auf terrassenförmigen Hängen, und von den Anhöhen reicht der Blick über die lichtdurchflutete Ebene. Das Auto klettert die Serpentinen hoch, bis plötzlich der Gardasee fast unwirklich in einer massiven alpinen Berglandschaft erscheint.

Ich war ins Schwärmen geraten. Als ich es bemerkte, hielt ich kurz inne.

»Aber es sind viel mehr Dunkelhäutige und Dunkelhaarige da als hier. Nicht dass Sie völlig ausrasten, falls Sie mal hinfahren. Und ich bin nachher verantwortlich.«

Ich musterte die quadratischen Gehwegplatten. Als Kind hatten wir gespielt: Wer auf die Linien tritt, ist tot. Er blieb stehen und sah mich ernst von der Seite an. Ich blickte ernst zurück und hob die Augenbrauen. Und dann lächelte er, und ich auch, und wir setzten unseren Weg schweigend fort.

Da er so an seiner Heimat hing, wollte ich mir einen Eindruck verschaffen. Wir machten einen Hausbesuch bei seinen Eltern. Er freute sich darauf. Der Fahrdienst der Klinik fuhr uns an einem stürmischen Herbstvormittag über immer schmaler werdende Landstraßen in eine abgelegene Gegend. Herr Baumann hatte die ganze Fahrt über geschwiegen. Die Arme hingen lang an ihm herab, als wir aus dem Auto ausstiegen. Blass lächelnd ging er neben mir durch das verrostete Gartentor. Ein magerer alter Mann in einem blauen Kittel kam uns entgegen und streckte die

Hand zum Gruß aus, als wollte er seinen Sohn möglichst weit auf Abstand halten.

Ohne ihn anzuschauen, sagte er: »Hallo, Torsten!« Und ich sah Herrn Baumann zu dem kleinen, quadratischen Jungen zusammenschnurren, der er einst gewesen war. Und da machte ich meinen Frieden mit ihm. In der Abgeschiedenheit dieses Dorfes, vor einem heruntergekommenen Haus zwischen Schnapsflaschen und Gartenzwergen.

Der Vater bot uns auf der Terrasse unter einem Wellblechdach Kaffee aus der Thermoskanne an. Ich hatte kaum ausgetrunken, da sah Herr Baumann auf die Uhr und sagte, während er schon aufstand, in die Runde: »Ich glaube, wir müssen dann langsam.«

Seit seiner Entlassung meldete er sich etwa alle fünf Jahre bei mir. Zuerst schrieb er eine E-Mail aus Damaskus, im Betreff stand: »nicht ausgerastet …« Wieder in Berlin, wollte er mich besuchen. Ich wartete, er kam nicht. Weitere fünf Jahre später wollte er mich unbedingt sehen. Diesmal sagte er den Termin kurzfristig ab. Ein Fortschritt. Und vor zwei Jahren rief er mich an, um mich zu informieren, dass er Vater geworden ist und ein Jugendwohnheim leitet.

»Damit Sie nur wissen, dass aus mir was geworden ist, Frau Richter.«

Unsichtbar

Max schlief an jedem zweiten Wochenende von Samstag auf Sonntag bei Andreas, und an einem dieser Tage hatte ich aufgeräumt, meine Bankunterlagen durchgesehen, die Post geöffnet und den Kühlschrank aufgefüllt.

Dann hatte ich einen akuten Anfall von Erholungswillen. Ich dachte, du musst auch mal ausspannen, Christiane, wirklich. Ich setzte mich auf die Couch, öffnete YouTube und scrollte eine bisschen herum, schwankte zwischen *Zwei Stunden Regen in der Lagune, Führerstandsmitfahrt S-Bahn Berlin* und blieb bei Charlie Chaplin hängen. *Moderne Zeiten.* Ich drückte auf »Ausleihen« und lehnte mich zurück.

Nach ein paar Minuten musste ich lachen, denn ich sah mich selbst: Ich hänge im Getriebe fest, wie Charlie Chaplin, ich schraube und schraube und schraube, das Band läuft immer weiter. Der Sicherheitsmann notiert die Zeit, zu der ich durch die Schleuse der Klinik trete, 7.30 Uhr normalerweise, und zu der ich sie wieder verlasse, er ist mein menschliches Zeiterfassungssystem. Und ab da funktioniere ich wie in einer Maschine. Pflegedokumentation abzeichnen, Krisengespräch führen, Behandlungskonferenz, Visite, Patientengespräche, der Chefarzt will über den Artikel für eine

Fachzeitschrift sprechen, Angehörigengespräch, Posteingang bearbeiten, Fristen beachten, Arbeitstherapie wünscht Rücksprache, Pflegeübergabe, Klinikkonferenz, Hausbesuch planen, Patientengespräche, Dokumentation von heute, Dokumentation von gestern.

Es ist ein immer gleicher, fester Takt von Terminen und Aufgaben. Es gibt kein Ausweichen. Wohin auch? Sich nach draußen durchzuschließen ist aufwendig. Charlie Chaplin rennt aufs Klo und raucht. Nicht einmal diese Rettung gibt es, das Rauchen habe ich aufgegeben. Manchmal beneide ich die Pfleger, die qualmend auf der Terrasse stehen. Und ich brauche keinen Direktor, der mich über den Bildschirm vom Klo zur Arbeit jagt, der Einpeitscher sitzt direkt in meinem Kopf. Protestantischer Arbeitseifer väterlicherseits, katholische Ergebenheit mütterlicherseits. Eine prima Mischung, so arbeitgeberfreundlich. Erst wenn die Uhr auf 16.00 Uhr zugeht und ich sechs Minuten Weg zum Parkplatz und fünfzig Minuten Fahrt einrechne, lasse ich den Stift fallen. Der Kindergarten schließt um 17.00 Uhr – und ich checke aus.

Ich bin im Irrenhaus. Ganz eindeutig.

Montag. Dienstag. Mittwoch. Erster Patient, nächster Patient, übernächster Patient. Und wieder von vorn. Donnerstag. Freitag. Woche für Woche. Das Durchschleusen war kein Hindernis und weder Stacheldraht noch Gitter fielen mir mehr auf, wenn ich aus dem Fenster sah. Schlüsselbund und Alarmgerät trug ich, als wären sie Teile von mir selbst.

Will ich eigentlich so leben? In meinem Kopf hämmerte es.

Das Ende des Films berührte mich sehr. Der Tramp sagt zu dem Mädchen: »Wir schaffen das schon.« Und die beiden gehen nebeneinander die Straße hinunter in die Dämmerung hinein.

Es war dunkel, als ich nach dem Film mit Katinka durch den Park zum See ging. Nur Hundebesitzer waren bei diesem Wetter draußen. Der Wind rauschte durch die Pappeln, und das Laub regnete durch orangefarbenes Laternenlicht auf mich herab. Katinka reckte genießerisch die Nase in den Wind, sie schloss ein wenig die Augen, und ich stellte mir vor, wie sie mit ihrem feinen Geruchssinn alle Mäuse, Ratten, Hunde und Katzen der Umgebung witterte. Wahrscheinlich einschließlich Alter, Größe, Fellfarbe und letztem Betätigungsfeld. Ich dagegen roch nur erdig-würziges Laub, gemischt mit etwas kaltem, brackigem Teichwasser.

Sie lebt in einer Welt, die mir verschlossen bleibt.

Die rot-gelbe Beleuchtung des Strandbades spiegelte sich auf der Wasseroberfläche, und von Weitem sah es aus, als schlängelte sich die Straßenbahn durch die Bäume hindurch, wie ein großer gelber Lichterdrache. Ich lief. Ein Schritt vor den anderen. Zu Hause kam ich frierend, winddurchweht und zufrieden an. Meine Gedanken hatten sich geordnet.

Eigentlich merkwürdig, dass das Wetter gegen Trübsinn hilft. Man studiert und studiert und am Ende hilft ein Spaziergang. Natürlich kann ich so leben, vielleicht will ich es sogar. Es ist mechanisch, aber nicht nur. Ich lerne, ich mag die Leute. Und zwar alle. Meistens jedenfalls.

Ich hatte mir angewöhnt, meine Patienten selbst am Gitter abzuholen, ich ließ sie mir nicht mehr von den Pflegern bringen. Das war mir borniert vorgekommen, außerdem verschaffte es mir eine kleine selbstbestimmte Pause.

Die konnte ich gut gebrauchen, denn ich hatte Mühe mit meinem Gedächtnis. Die schiere Anzahl der Menschen mit ihren Taten war ein Problem. Jeder der Männer hatte ein Delikt begangen, das ihn hierhergeführt hatte, und dazu kamen noch die Vorstrafen. Vor den Gesprächen fragte ich mich: Ist das jetzt der mit der schweren Körperverletzung? Hat Herr Baumann seine Tochter getötet, oder war das Herr Knieriemen? Und ist er von seinem Vater vergewaltigt worden, oder hat er selbst seine Tochter sexuell missbraucht? Oder die Nichte? Oder beides? Oder war das doch Herr Klages? In meinem Kopf verschlangen sich Taten, Namen, Verwandtschaftsgrade und Opfer zu einem zähen, unentwirrbaren Geschichtenknäuel.

Im Zweifel hechtete ich zwischen zwei Gesprächen hinter meinen Schreibtisch und blätterte hektisch in der nächsten Akte, bis ich ein Stichwort fand, woran sich eine Erinnerung anschloss. Um dann voll im Bilde am Gitter auf meinen nächsten Termin zu warten. Mein Gedächtnis war noch nie besonders zuverlässig. Ein Umstand, der sich in dem Metier noch als Gnade erweisen sollte.

Es gab allerdings eine Situation, in der das Schummeln mit der Akte nicht möglich war, und das war die Visite. Genau genommen die Zimmervisite. Einmal alle paar Monate fiel dem Chefarzt ein, dass er die Patienten in ihren Zimmern sprechen wollte und nicht in dem dafür vorgesehenen Visitenzimmer. Mittwochfrüh um acht Uhr prangte im Kalender das Wort »Zimmervisite«, und alle Beteiligten stöhnten auf. An Frau Radtkes Reaktionen konnte man mit etwas Glück die Stimmung des Chefarztes ablesen und Rückschlüsse auf die Dauer dieser Unternehmung ziehen.

»Er hat um zwölf einen Termin« war eine frohe Botschaft, das hieß übersetzt: Heute geht es nicht bis Ultimo.

Er hatte in seiner eigenen Ausbildung an einer Universitätsklinik medizinisch-militärischen Drill erhalten, von dessen segensreicher Wirkung er noch immer überzeugt war. Der Oberpfleger stellte sich also am Gitter auf, neben ihm der Chefarzt, und in gebührendem Abstand folgte ein weiterer Pfleger mit dem Wagen, auf dem die Akten lagen. Dann erst folgte ich und manchmal noch ein Assistenzarzt. Es hätten nur noch die Standarten gefehlt.

So zogen wir von einem Raum zum anderen, klopften an und traten ein. Es gab Vierbettzimmer und Zweibettzimmer. Die Patienten hatten jeweils einen Stuhl, zwei Fächer in einem grauen Schrank und ihr Bett. Auf der weiß bezogenen Decke war am Rand in grauen Lettern »Maßregelvollzug« gedruckt. Wir stellten uns im Halbkreis um das Bett herum, nur der Patient durfte auf seiner Bettkante sitzen.

Sinn dieser Übung war es, dass der Chefarzt sich ein Bild vom Behandlungsstand des Patienten machen konnte. Ein sehr genaues Bild. Wir standen und standen. Und er redete und fragte nach und redete wieder. Es wurde neun, zehn und elf Uhr, und wir waren erst beim fünften Patienten. Von zwanzig.

Gegen Mittag machte sich Verzweiflung breit. Der Assistenzarzt begann, auf seinen Pieper zu schielen. Wurde er da nicht dringend auf eine andere Station gerufen? Der Oberpfleger zog mit den Daumen seine Hosentaschen auseinander, und als ich einmal versuchte, mich an einem Schrank anzulehnen, wurde ich vom Chefarzt scharf angefahren: »Fühlen Sie sich nicht wohl?« Ich hatte erst gestottert und ab da immer gerade gestanden. Manchmal sechs, sieben Stunden hintereinander. Ohne Essen. Und Trinken. Und Sitzen. Wer sich auf die Toilette wagte, musste mit einer groben Zurechtweisung rechnen.

Der Verzweiflung folgte eine Art Agonie, ein dumpfes Sich-in-sein-Schicksal-Fügen. Dann konnte es allerdings passieren, dass der Chefarzt plötzlich, bevor er sich einem neuen Patienten zuwandte, ohne Vorwarnung eine Frage stellte: »Frau Richter, wann war die letzte gutachterliche Stellungnahme?« Oder: »Wie hat eigentlich der Gutachter im Anlassverfahren hier die Gefährlichkeit begründet?«

Dann war guter Rat teuer.

Meist fiel mir irgendetwas ein, manchmal musste ich auch nur einen Moment abwarten, und er antwortete sich selbst. Und ein ums andere Mal rettete mich der Oberpfleger, nachdem er in der Pflegeakte geblättert hatte.

Als wir nun an einem Mittwoch am Bett von Herrn Knieriemen standen, drehte sich der Chefarzt zu mir und fragte, noch bevor er ein Wort an den Patienten gerichtet hatte: »War das hier ausschließliche oder nicht ausschließliche Pädophilie?« Und er sah mich auffordernd an.

Mist, dachte ich. Ist Herr Knieriemen nicht Inzesttäter? Hat er sich an der Schwester vergangen, oder war es die Cousine? Und ist das eigentlich Inzest? Meine Chancen waren fünfzig, fünfzig. Ich entschied mich für: »Nicht ausschließlich«, und versuchte dabei, überzeugt zu klingen, da ich mich nur dunkel an eine Familiensache erinnerte.

Aber er hatte den Braten gerochen: »Und gab es eine langfristige Tatvorbereitung?«, fuhr er fort mit dem starren Blick eines Jagdhundes, kurz bevor er sein Opfer stellt.

»Äh, nun …«

Er hatte mich. Ich gab auf. Hier wurde eindeutig ich visitiert und nicht der Patient.

»Es tut mir leid, ich erinnere mich gerade nicht an den Deliktablauf«, sagte ich, wurde rot und fügte entschuldigend an: »Er ist erst seit Kurzem bei uns.« Der Oberpfleger schnaufte.

Herr Knieriemen, ein untersetzter Mann Mitte zwanzig mit langen Armen, rasiertem Kopf und aknevernarbtem Gesicht, saß auf seiner Bettkante und knetete mit der rechten Hand seinen linken Daumen. Er sah uns an, als folgte er einer Theateraufführung.

»Frau Richter! Kennen Sie Michel de Montaigne? Nein? Nun, das sollten Sie aber wirklich. Lesen Sie ihn!«, sagte der Chefarzt gut gelaunt, verabschiedete sich ohne eine weitere Ansprache von Herrn Knieriemen, als wäre nichts gewesen, und wandte sich dem nächsten Patienten zu.

Danke. Wirklich, danke. Das Letzte, was ich jetzt brauche, sind Literaturhinweise!

Aber wenigstens hatten wir Zeit gespart.

Nach der Veranstaltung wartete ich am späten Nachmittag in bedauernswerter Verfassung am Stationsgitter auf Herrn Knieriemen. Ich starrte konzentriert in den Patientenflur und grübelte darüber nach, wo er wohl blieb. Bis ich mich irgendwann umdrehte und ihm direkt in die Augen blickte.

Ich bekam einen Mordsschreck. Er hatte so still und unauffällig hinter mir gestanden, nicht einmal sein Atmen hatte ich gehört.

»Hallo, Frau Richter«, sagte er.

»Oh, äh, Herr, ähm, Knieriemen!«, rief ich aus. Wenigstens sein Name fiel mir ein. Er war augenscheinlich in der Lage, die Farbe der Wand hinter sich anzunehmen. Jederzeit konnte irgendwo Herr Knieriemen stehen, und man bemerkte ihn erst, wenn man seinen Namen aussprach und jemand antwortete.

Ich hatte die Akte nach der Visite noch einmal gelesen. Hätte man mich nachts geweckt, ich hätte das Urteil frei rezitieren können. Herr Knieriemen hatte seine Nichte sexuell missbraucht. Lynn, ein zehnjähriges Mädchen, um das er sich über Jahre gekümmert hatte. Sie wohnte nebenan. In der Hauptverhandlung vor dem Landgericht hatte er gesagt, dass er sie geliebt hat. Die Gutachterin Frau Dr. Heller diagnostizierte eine Pädophilie bezogen auf Mädchen, und zwar eine Pädophilie ausschließlichen Typs. Er hatte also angeblich keine sexuellen Fantasien mit erwachsenen Frauen.

Mein Verhältnis zur Pädophilie war, vorsichtig gesagt, gespalten. Allzu schnell wird die Diagnose herausgeholt, um damit auf dem kurzen Weg sexuellen Missbrauch an Kindern zu erklären. Dabei ist die Gruppe der Missbrauchstäter ein bunt gemischter Haufen. Ein beachtlicher Anteil waschechter Heterosexueller ist darunter. Erwachsene, die ausschließlich Sex mit Erwachsenen fantasieren, missbrauchen Kinder. Doch als Pädophiler muss man ein Kind genauso wenig missbrauchen, wie man als Hetero ohne Partner eine Vergewaltigung begehen muss. Sexueller Missbrauch ist immer Machtmissbrauch, Pädophilie hin oder her, dachte ich, und zwar aus einigen guten Gründen. Außerdem sprechen wir doch besser von Pädosexualität, denn das trifft die sexuelle Orientierung auf den kindlichen Körper erheblich besser.

Frau Heller hatte dem Gericht empfohlen, Herrn Knieriemen zu uns zu schicken. Ich mochte sie, schon weil sie eine der wenigen Frauen im Gutachtergeschäft war, aber so recht glauben wollte ich ihr nicht. Sie hatte ihn nach seinen sexuellen Erfahrungen gefragt und auch nach den sexuellen Fantasien. Bordellbesuche? Nein. Homosexuelle Kontakte? Nein. Niemals? Nein. Gewaltfantasien? Nein. Fantasien mit Kindern? (»Der Proband antwortet nicht, schaut auf seine Hände und schweigt.«) Frau Dr. Heller hatte sich redlich Mühe gegeben, aber in den paar Stunden, die sie hatte, nicht viel aus ihm herausbekommen. Fand ich.

Mit der ausschließlichen Pädo-Diagnose, na ja, da habe ich so meine Zweifel. Da müssen wir erst mal schauen, worauf auch immer sich seine sexuellen Fantasien richten. Sein Opfer war ja nicht fremd. Er hat ein bestehendes Beziehungsverhältnis ausgenutzt. Also müssen wir uns die Persönlichkeit ansehen, Machtmissbrauch in einem Abhängigkeitsverhältnis. Nicht wahr? Und, dachte ich in einem Anfall von Selbstüberschätzung, was da los war, werden wir schon noch rausfinden. Pluralis majestatis. Ist ja immer ein schlechtes Zeichen.

Ich hatte mit Herrn Knieriemen nach seiner Aufnahme schon ein paar Gespräche geführt, ihn über die Regeln der Unterbringung und den Alltag auf der Station unterrichtet. Nach dieser Visite war ich zwar müde, aber ich konnte immerhin endlich sitzen. Und nachdem mir Frau Radtke kurz vor ihrem Feierabend ihren Apfel geschenkt hatte, war auch mein Aufklärungswillen zurückgekehrt.

Als wir im Behandlungszimmer angekommen waren, begann ich: »Sie haben also einen sexuellen Missbrauch begangen, und es besteht der Verdacht einer ausschließlichen Pädophilie.« Aufklärung bezüglich der Diagnosen ist notwendig, auch wenn es erst mal nur der Verdacht ist.

»Wir werden uns damit beschäftigen, wie es dazu gekommen ist.« Das Behandlungsziel muss benannt werden! Und ich falle natürlich nicht gleich mit der Tür ins Haus. Darum kein Gespräch über Sex heute.

»Ich bin erst seit drei Wochen da«, nuschelte er dazwischen.

Aber ich fuhr ungerührt fort: »Ziel ist es, Ihre Risikofaktoren für einen delinquenten Rückfall zu senken. Dann könnten wir Sie entlassen.«

»Ahhm.« Es war mehr ein Geräusch als ein Wort von ihm.

»Dazu muss ich zuerst Ihre Anamnese erheben.« Zwischenziele transparent machen und Vorhersehbarkeit schaffen! »Damit werden wir heute beginnen. Also …«, fast hätte ich das Einatmen vergessen, »was können Sie mir über Ihre Kindheit berichten?« Ich sah ihn auffordernd an.

Er überlegte einen Moment: »Normal war die.«

»Hm. Was heißt denn das?«

»Na, nichts Besonderes.«

Ich musste wohl präziser fragen. »Und was waren Ihre Eltern von Beruf?«

»Hausfrau.«

»Und der Vater?«

»Weiß nicht.«

»Und wo sind Sie aufgewachsen?«

»Bockwitz.«

»Und wie sind Sie erzogen worden?«

»Na, normal.«

Er sah mich, wie ich rückblickend glaube, mit einer leichten Verwunderung an, aber ich hob den Blick nicht von meinem Anamnesebogen und feuerte eine Fragenkaskade ab.

Selbstverständlich nur offene Fragen, die man nicht mit Ja oder Nein beantworten kann. Wie war das mit den Eltern? Der Schule? Der Ausbildung? Und was war da und da passiert? Lange davor? Direkt davor? Gleich danach? Etwas später? Viel später? Was hatte er gedacht, gefühlt, gesagt, getan? Ich war konzentriert bei meiner Aufgabe. Er antwortete höchstens in Dreiwortsätzen.

Um 15.12 Uhr schaute ich das erste Mal auf die Uhr auf meinem Schreibtisch, da waren es noch achtundzwanzig Minuten. Und noch mal um 15.16 Uhr und um 15.19 Uhr. Danach zwang ich meinen Blick auf das Blatt. Eine Ewigkeit bis 15.50 Uhr. »Auf Wiedersehen, bis nächsten Mittwoch dann!«

Ich schrieb noch schnell zwei E-Mails wegen eines Gerichtstermins, auf dem Weg zur Schleuse noch die Unterschriften unter die Ausgangsscheine für morgen früh, um 16.15 Uhr war ich endlich draußen, und um 16.20 Uhr saß ich im Auto. 17 Uhr im Kindergarten war nicht mehr rechtzeitig zu schaffen. Gut, dachte ich. Gut. Bleib einfach ruhig. So, zur Abwechslung habe ich jetzt mal einen Wunsch.

Ich rief Andreas an: »Könntest du Max abholen, bitte. Jetzt. Ich schaffe es nicht rechtzeitig.«

»Gern. Das hast du mich übrigens noch nie gefragt«, sagte er süffisant, und da wusste ich schon wieder nicht, was ich sagen sollte. Außer »danke, bis nachher«. Ich legte auf. Immerhin half er mir aus der Patsche.

Nach manchen Arbeitstagen, an denen ich stundenlang zugehört und geredet hatte, war mein Vorrat an Worten ohnehin aufgebraucht und der an Gedanken auch. Dann setzte ich mich mit Max vor den Laptop und wir guckten *Die Sendung mit der Maus* und *Sesamstraße*, wenn ich noch bei Kräften war und mich mit meinen pädagogisch wertvollen Angeboten durchsetzen konnte. Und jeden Film über Dinosaurier, Lego Ninjago und He-Man, *Masters of the Universe*, wenn das nicht mehr der Fall war.

Außerhalb dieser Erschöpfungszustände war mir die kindliche Welt von Max immer etwas fern geblieben. Ich hatte deshalb oft Schuldgefühle. Legospiele, Autorennen, Fußball, aber auch der Einkaufsladen und die Babypuppe, die ich ihm gekauft hatte, waren für mich selbst nur mit einiger Anstrengung interessant. Ich konnte nicht die gleiche Leidenschaft dafür aufbringen wie er. Und dann der ständige Vergleich mit diesen Muttis in der Kita, die andauernd mit ihren Kindern bastelten und daran Freude zu haben schienen. Bereits nach zwei Minuten des Versuchs, aus Papier kleine Schwäne zu falten, hatten sich meine Finger verknotet, und ich fühlte mich als Mutter grundsätzlich ungeeignet.

Als ich bei Andreas ankam und ihn vom Auto aus anrief – keine zehn Pferde brachten mich in die Wohnung –, ging Max ans Telefon: »Mama, wir bauen noch die Velociraptor-Falle zu Ende, sind gleich fertig.« Er kannte alle jemals entdeckten Dinosaurierarten. Ich mittlerweile auch.

Ich legte auf, da saß ich nun in meiner eigenen Velociraptor-Falle. Ich musste lachen. Das Wort klang in mir wie der Schlüssel zu einer anderen Welt. Iguanodon, Brachiosaurus, Tyrannosaurus rex. Abends holte ich die Ölkreide raus, und wir malten Dinosaurier, natürlich auch den mit den riesigen Zähnen. Man muss dabei keine genauen Anweisungen befolgen wie beim Basteln. Das kam mir entgegen.

Von Herrn Knieriemen erfuhr ich in den kommenden Wochen nicht viel mehr. Ich glaubte an die segensreiche Wirkung von therapeutischen Hausaufgaben, natürlich schriftlichen. Und so gab ich ihm verschiedene Bögen mit. Anamnesebogen, Lebenslauf, Verhaltensanalyse. Er brachte sie mir zurück, sorgsam ausgefüllt, dreizeilig in Tabellenform, Schulausgangsschrift. Es kam nicht mehr dabei heraus, als ich aus dem Urteil schon wusste. Genauso erging es mir mit den psychologischen Tests. Alle Ergebnisse im normalen Bereich, sogar die Kontrollskalen, die man nicht Lügenskalen nennt, obwohl es welche sind. Etwas unreif, erhöhte Selbstunsicherheit, Aggressionshemmung eventuell. Hm.

Ich piekte ungeschickt an ihm herum auf der Suche nach einer Vorstellung von seinem Leben und der Bestätigung für meine Machthypothese. Erkenntnisse stellten sich nicht ein. Und da Herr Knieriemen es schaffte, unterhalb des Chefarzt-Radars zu laufen, fiel meine Ahnungslosigkeit nicht weiter auf. Zumal ich dabei recht aktiv aussah, mit all meinen therapeutischen Zetteln und Materialien. Der Chefarzt schien sich nicht sonderlich für ihn zu interessieren, es gab genug laute und schwierige Kundschaft in unserem Laden. Und die Täter mit den innerfamiliären Opfern sind erfahrungsgemäß oft auch nicht ganz so gefährlich.

Ich wusste mittlerweile, dass Herr Knieriemen allein mit einer Mutter in einem Dorf aufgewachsen war, die »normal« Alkohol trank, über die Menge erfuhr ich nichts. Vater weg und wurde nie gesehen. Zwei Häuser weiter wohnte seine Schwester, mit ihrer Tochter Lynn. Allein. Er war zehn Jahre älter als seine Nichte und passte auf sie auf. Er ging zur Schule, da war er so »mittelgut«, nach der achten Klasse wollte er Geld verdienen, darum hat er aufgehört. Das Verhältnis zu Mutter, Schwester und Nichte war »gut«, was immer das hieß. Sie waren seine Familie, Freunde gab es keine. In der Schule ein paar Schwierigkeiten in Mathe und Deutsch. Lehre zum Maurer einen Ort weiter. Alkohol wenig, Arbeit und dann die Nichte. Von klein auf beaufsichtigte er sie. Da war er zwölf und sie zwei.

Ich hatte mich auch an der Sexualanamnese versucht, über die Frage nach der ersten Verliebtheit und der Pubertät hatte ich mich herangetastet. Aber er zuckte im Wesentlichen mit den Schultern, sagte etwas über seine Schüchternheit, und bei der Frage nach dem ersten nächtlichen Samenerguss wurde er rot. Ich fühlte mich, als würde ich einem Zehnjährigen zudringliche Fragen stellen, und so ließ ich davon ab.

Die Sozialpädagogin erzählte mir nebenbei beim Essen, dass Herr Knieriemen gerade den Trickfilm *In einem Land vor unserer Zeit* schaute, als sie in seinem Zimmer nach ihm sah. »Phh«, sagte ich, »ich kenne alle Dinosaurierfilme. Den auch!«

Die Monate vergingen. Alle mochten ihn, Pflege, Arbeitstherapie, Sozialdienst. Er war ein pflegeleichter Patient. Ich mochte ihn auch, aber ich konnte mir keinen Reim auf ihn machen, und deshalb beobachtete ich ihn mehr als die anderen. Ich sah, wie er den Stationsflur säuberte, sein Zimmer sah immer akkurat aus. Er tat, was man ihm sagte. Nie entstanden Diskussionen um ihn. Er kam jeder Aufforderung nach.

Im Maßregelvollzug gibt es wahnsinnig viele Regeln, ausgesprochene und unausgesprochene. Es ist eine ganz bemerkenswerte Leistung, nirgendwo anzuecken. Mir fiel auf, dass die anderen Patienten ihn in Ruhe ließen, und auch das verwunderte mich. Unter Straftätern gibt es eine Hierarchie, die sich nach der Art des Verbrechens richtet. Sozusagen nach deren Schlimmheit. Bankräuber stehen an der Spitze, denn eine Bank auszurauben ist nicht so schlimm. Sexualstraftäter sind ganz unten. Ganz unten ist noch mal aufgeteilt in mittelunten: die Vergewaltiger. Und total ganz unten, in der Kellerliga, das Allerschlimmste: irgendwas mit Kindern und Sex.

Da war Herr Knieriemen.

Er schien aber nicht verachtet oder bedrängt zu werden wie andere. Als würden ihn die Mitpatienten genauso wenig bemerken wie ich und der Chefarzt. Ihm gelang es, nicht aufzufallen, in einer Mischung aus Unterwürfigkeit und Unsichtbarkeit.

Dabei glaubte ich nicht, dass er etwas verheimlichte oder absichtlich nicht erzählte. Es schien eher so, als wäre alles, was ihn erkennbar oder gar erklärbar machte, sogar für ihn selbst hinter einer dicken Nebelwand verschwunden. Und das war mir nicht ganz geheuer. Wie gesagt: Sexueller Missbrauch ist Machtmissbrauch. Aber Herr Knieriemen und Macht? Er blieb mir ein Rätsel.

Dann kam eines Tages die Arbeitstherapeutin zu mir. »Wissen Sie, Herr Knieriemen ist doch in der Holzwerkstatt und repariert Spielzeug. Schon seit Monaten. Letzte Woche hat er an einer Lokomotive die Räder angebaut …«

»Ja?«

»Und manchmal habe ich den Eindruck, also … es ist vielleicht ein bisschen viel Leidenschaft für Lokomotiven.«

»Ach. Finden Sie?« Es war die Leidenschaft, die ich selbst so wenig hatte. »Wir beobachten die Sache mal«, sagte ich zu ihr und dachte, Unreife, Vernachlässigung, na ja.

Der Begriff »Pädophilie« kommt aus dem Altgriechischen und heißt wörtlich übersetzt »Vorliebe für Kinder«. Manchmal, nicht immer, bedeutet das neben dem sexuellen Interesse auch, dass erwachsene Menschen in der kindlichen Erlebniswelt aufgehen.

Eines Morgens wachte ich mit Fieber und dickem Hals auf. Andreas brachte Max in den Kindergarten. Seitdem ich deutlicher sagte, was ich wollte, klappte das viel besser mit uns, und ich war auch nicht mehr ganz so wütend.

Ich meldete mich bei Frau Radtke krank, legte mich wieder in mein Bett und schlief ein paar Stunden weiter. Später kochte ich mir Tee und schaute aus dem Küchenfenster, im Hof schweißte jemand an einem Anhänger herum. Mit dem plötzlichen Nichtstun kam ich schwer zurecht. Es war so kräftezehrend wie eine Vollbremsung bei 200 km/h. Fahrig lief ich durch die Wohnung, wischte Staub vom Bücherregal, goss die Blumen und sortierte Max' Legosteine. Mittags konnte ich endlich zu meinem Arzt gehen. Er war erfreut, mich zu sehen, und während er mir in den Hals leuchtete und an mir herumklopfte, redete er auf mich ein.

»Frau Richter, letztens habe ich gerade wieder an Ihren Großvater gedacht. In der Küche auf seinem Tisch stand immer dieser italienische Rotwein, ein Amarone, und dann haben wir einen kleinen Schluck getrunken und erzählt …« Und während er sprach, dachte ich: Wenn man etwas über mich und meine Familie erfahren wollte, müsste man ihn fragen.

Als ich wieder gesund war, sprach ich Herrn Knieriemen nach der Morgenrunde an.

»Sagen Sie bitte, Sie haben doch Ihr ganzes Leben in Bockwitz gewohnt. Wer hat Sie da eigentlich behandelt, wenn Sie mal krank waren?«

Ich fand den Namen seiner Hausärztin im Internet, er unterschrieb mir für sie eine Schweigepflichtentbindung, und nach einigen Versuchen hatte ich sie am Telefon. Es war ein Volltreffer. Sie war eine ältere Dame und offensichtlich froh, mit jemandem über die Familie sprechen zu können. Sie hatte schon die Mutter meines Patienten von Kindheit an behandelt. Deren Eltern waren alkoholkrank und früh gestorben. Die Tochter wurde zu einer Alkoholikerin, ebenso ihre eigene Tochter.

»Und wissen Sie, der Junge war ja immer sich selbst überlassen, und da war die Kleine, seine Nichte, noch ganz klein und er in der dritten oder vierten Klasse. Da kamen sie mir beide auf dem Hof entgegen bei einem Hausbesuch, und dem Mädchen hingen die Windeln in den Kniekehlen, und er hatte sie an der Hand, und wo die Frauen waren, wusste ich nicht, eigentlich kam ich wegen seiner Mutter. Aber die war ja immer betrunken. Heute würde man da etwas sagen, aber früher, verstehen Sie, da war das doch nicht so üblich. Und in der Schule, das ging nicht so von allein, wie sollte er das denn schaffen? Die Mutter war nicht böse oder so. Aber in der Schwangerschaft hat sie auch getrunken und heute würde man da eine andere Diagnostik mit den Kindern machen, aber in den Achtzigern, wissen Sie? Geschlagen wurde er nicht. Nur allein war er immer.«

»Aha«, sagte ich. »Und wo war denn sein Vater?«

Sie lachte auf. »Ach ja, ›HWG‹ nannten wir das früher: häufig wechselnde Geschlechtspartner. Es gab jemanden aus dem Nachbardorf, die war es wohl. Jedenfalls hat er gezahlt.«

»Und es gab nie Kontakt zu ihm?«

»Ach, wissen Sie, früher dachte man doch, nur die Mütter sind wichtig. Die Väter hatten im Grunde nichts zu tun mit der Kindererziehung. Die Frauen machten ja alles.«

Ich bedankte mich und legte auf. Väter sind also überflüssig. Mit der Idee kann man sich leicht aus der Verantwortung ziehen. Zuerst war ich erleichtert. Endlich wusste ich so halbwegs, woran ich mit ihm war. Er war das vernachlässigte Kind einer chronischen Trinkerin. Und das, was für gute Anpassungsfähigkeit gehalten wurde, war die Folge eines emotionalen Missbrauchs. Er hatte von klein auf gelernt, zu funktionieren und keinen Ärger zu machen. Und wenn die Abwesenheit von Beziehung die Normalität ist, man nicht unfair oder gemein behandelt wird und der Vergleich zu anderen fehlt, dann gibt es, so dachte ich, keinen Grund, seine eigene Mutter zu beschuldigen oder sich auch nur an sie zu erinnern.

Aber was fing ich nun mit dieser Information an, außer mich zu freuen. Ich konnte ja schlecht sagen: »Ha, ha! Herr Knieriemen. Erwischt! Sie hatten gar keine normale Kindheit. Bei Ihnen ging ja wohl alles schief, was schiefgehen kann. Nun wundert mich nicht mehr, dass Sie hier bei uns gelandet sind!« Und die Ärztin hatte mich um Zurückhaltung gebeten, schließlich behandelte sie die Familie weiter. »Auf dem Land, Sie verstehen.« Ihm gegenüber erwähnte ich das Telefonat nur am Rande. Mangels besserer Ideen fragte ich mich von hinten durch die Lunge ins Auge vor.

»Sind Sie von Ihrer Mutter eigentlich mal in den Arm genommen worden?«

Er sah mich lange an. »Ich erinnere mich nicht.«

»Was das wohl heißt?«, fragte ich.

»Vielleicht, dass es nicht passiert ist?«, fragte er zurück.

»Könnte sein«, sagte ich.

Es war ein langsames Umschauen in Erinnerungen, die einer Einöde glichen.

»Wie hat Ihre Mutter denn auf schlechte Zensuren reagiert?«

»Eigentlich gar nicht. Sie hat nie was Böses gemacht.«

Ich überlegte. »Nun, man könnte eine Reaktion auf Zensuren für Interesse halten?«

»Hm.« Es war sichtbar anstrengend für ihn.

»Und wie haben Sie Ihre Einschulung gefeiert?«

Er dürfte sich die ganze Zeit gefragt haben, worauf ich überhaupt hinauswollte. Er zögerte, dann sagte er: »Das ist ja schon so lange her.«

Ich wollte mich nicht abschütteln lassen. »Könnte es sein, dass Sie sich erinnern würden, wenn etwas Besonderes an diesem Tag passiert wäre?«

Es ging immer so weiter. Ich versuchte, mich zu bremsen, ihn nicht zuzutexten mit meinen Fragen, Anmerkungen und Überlegungen. Die Pausen auszuhalten. Und erst einmal nicht über die Tat oder Sex zu sprechen. Die Lektion hatte ich gelernt: erst nachdenken, dann reden. Und wenn ich im Auto saß und die Alleen entlangfuhr, dann setzte sich nach ein paar Kilometern das ganze Durcheinander in meinem Kopf etwas und ich konnte klarer denken. Was wohl ohne diese langen Autofahrten geworden wäre? Ich überlegte unter anderem, woran man Bindung erkennen und nach welchen Details ich Herrn Knieriemen weiter fragen könnte.

»Hatten Sie als Kind eigentlich Albträume?«, wollte ich einige Tage später von Herrn Knieriemen wissen.

Er sah mich eine Weile an und antwortete nicht. Dann wechselte er mit einem für ihn bemerkenswert langen Satz das Thema: »In der Arbeitstherapie gibt es einen neuen Auftrag, wir sollen für die Bibliothek der Kinder- und Jugendpsychiatrie Bücher neu einbinden. Ich bin jetzt in der Buchbinderei.«

Zwei Tage später sprach er mich auf dem Flur an. Ich war überrascht. Er wollte mit mir reden, sofort, und hatte eine hektische Röte im Gesicht. In meinem Büro setzte er sich schnell und sah mich an. Er stotterte: »Das mit den Albträumen …«

Und dann redete er die längste Zeit am Stück seit fast einem Jahr: »Ich habe immer vom Fallen geträumt, immer bin ich von einem hohen Haus in die Tiefe gestürzt. Rückwärts. Und kurz vor dem Aufprall öffnete sich ein schwarzer Abgrund, und ich fiel weiter, es hörte nicht auf. Und dann bin ich aufgewacht und wollte nach nebenan zu meiner Mutter, aber die Tür war verschlossen, und ich hab gerufen und geklopft, und drinnen gab es laute Geräusche, ich hatte

Angst, dass sie stirbt, und da habe ich mich vor die Tür in den Hundekorb gelegt.«

Das war nun das Letzte, worauf ich vorbereitet war, dass meine Fragen so eine Wirkung bei ihm haben könnten.

»Oh Gott«, sagte ich. »Sie lagen allein im Hundekorb? Wie alt waren Sie denn da?« Ich konnte nicht anders, als Max da liegen sehen, und das Bild stach mir ins Herz.

»Na ja, der Hund war nicht so groß. Ich glaube, in der Schule war ich noch nicht.«

Er sah mich an, und mir fiel nicht mehr ein, als »Das ist ja furchtbar!« zu sagen.

»Ich hatte den Traum heute Nacht wieder«, sagte er. »Ich glaube, ich habe immer Angst gehabt als Kind.«

»Und Ihre Mutter hat Sie nie getröstet?«

»Nein«, sagte er und blickte vor sich hin.

Ich konnte eine tiefe Bewegung in ihm spüren. Es war, als würde sich ihm diese Frage zum ersten Mal stellen und als würde sie etwas in Gang setzen. Es war der Jetzt-Moment in der therapeutischen Beziehung, von dem ich viel gelesen und ihn bis dahin noch nicht erlebt hatte. Meine Arbeit fühlte sich gut und sinnvoll an. Ich war hier am richtigen Ort.

Am Wochenende wollte ich mein chronisch schlechtes Gewissen als Mutter beruhigen. Ich hatte für mich und Max zwei Karten gekauft, 18 Uhr Stummfilmkino mit Live-Musikbegleitung: *Dick und Doof*. Das geht für einen Vierjährigen, dachte ich, und macht mir auch Spaß. Wir bestellten Cola mit Pommes und drückten uns in die roten Plüschsessel.

Was ich nicht wusste, war, dass es eine Vorschau auf die

anderen Filme im Programm gab. Vor dem Hauptfilm. Und so guckten wir ahnungslos auf die Leinwand, dramatische Klaviermusik begann, und es erschien der Schattenriss von Nosferatu, der mit erhobenen Händen und spitzer Nase eine Wendeltreppe emporschlich. Der fieseste Teil des gesamten Films.

Als ich mich gerade gefasst hatte, war die Szene schon vorbei. »Was war das, Mama?«, fragte Max ernst. »Äh …«, stotterte ich. »Das ist so eine Art … äh … Zauberer. Aber den gibt es nicht in echt.« Und ich dachte: Gott im Himmel, kann man nicht mal zu *Dick und Doof* gehen, sind die irre hier? Und da klimperte die Musik schon weiter, und zu meiner Erleichterung begann der Hauptfilm. Max war abgelenkt, bald lachte er wieder, und auf dem Heimweg war ich froh, dass er nicht noch einmal nach Nosferatu fragte. Als er neben mir im Bett eingeschlafen war, ging ich noch kurz mit Katinka raus, nur bis zur nächsten Ecke. Zurück im Hausflur, hörte ich Max hinter der Wohnungstür schreien.

Es traf mich wie ein Blitz. Wie konnte ich nur? Ich rannte nach oben, zwei Stufen auf einmal.

»Ich bin da, ich bin da«, rief ich, stocherte mit dem Schlüssel im Schloss herum, und als ich die Tür endlich aufgeschlossen hatte, stand er dahinter im Dunkeln, schreckensbleich mit rot geweintem Gesicht, und schrie: »Mama, der Mann hat Krallen, Krallen. Der ist böse, ganz böse.«

Ich setzte mich zu ihm in den Flur und nahm ihn auf den Schoß. »Es war nur ein Traum, Süßer, nur ein Albtraum. Von dem blöden Film. Hier sind keine bösen Männer.« Ich wiegte ihn auf dem Arm, als wäre er noch ein Baby. »Und wenn einer kommt, dann beißt Katinka den, das sag ich dir!

Haps, Kralle ab. So schnell geht das.« Katinka wedelte mit dem Schwanz, und Max streichelte ihre grauen Ohren. Irgendwie schafften wir es ins Bett, und ich dachte: Was ist schon der Unterschied, man verletzt sein Kind. Unweigerlich. Und wer will die Schuld am Ende wiegen?

»Ich habe Ihnen etwas nicht erzählt«, begann Herr Knieriemen eines der folgenden Gespräche. »Obwohl ich mich daran ganz genau erinnere. In unserem Dorf, da gab es ein Mädchen, Katrin. Und da waren wir vielleicht neun oder zehn. Und da, mit ihr, hatte ich eigentlich den ersten Sex. Nicht so richtigen, aber fast, und das war das erste Mal, dass ich keine Angst mehr hatte. Nie kann ich das vergessen, wie wir in der alten Futterkammer gelegen haben. Ich weiß sogar noch, wie ihre Haut am Hals roch. Es war das Schönste, was ich jemals erlebt hab, bis heute.«

Neun oder zehn. Wie seine Nichte zur Tatzeit, dachte ich. Das Bild von Katrin war geblieben in seinem Inneren. Und er kümmerte sich um Lynn, die damals gerade erst geboren war. Sie wurde größer. Er badete sie, und er tröstete sie auch und brachte sie ins Bett, so wie er selbst nie gebadet und getröstet und ins Bett gebracht worden war. Da war sie fünf und er fünfzehn. Und beide waren allein, und sie spielten zusammen, mit Puppen, mit alten Legosteinen, mit Dinosauriern. Aufgehen in der kindlichen Welt. Wenigstens dort Zuflucht finden. Die Frauen tranken, waren ansonsten lieb und nicht da. Sie missbrauchten ihn als Kindsvater. Und in seinem Inneren gab es das Bild von Katrin, das nicht alterte.

»Wie war denn das nun mit Ihnen und den Mädchen, als Sie erwachsen wurden?«, fragte ich ihn noch einmal.

»Ich hatte überall Akne«, sagte er und überlegte einen Moment. »Aber einmal, da war ich achtzehn, da war ein Mädchen aus dem Dorf, beim Feuerwehrball.«

»Und?«, bohrte ich nach.

»Ich hab mich geekelt. Der Geruch und die Haare. Das war ja nicht so wie mit Katrin.«

»Aber Sie waren doch schon so viel älter?«, fragte ich.

»Das blieb immer so, die ganze Zeit. Hab ich mich auch gewundert«, sagte er.

»Und dann hatten Sie Sex in der Zeit nur mit sich selbst?«

»Ja, und ich dachte dabei an Katrin.« Er lächelte. »In echt war das ja nie so schön. Etwas anderes gab es in meinem Kopf nicht.«

Damit war klar: Er hatte eine ausschließliche Pädophilie. Das Bild seiner Begierde alterte nicht, nur er selbst. Und es blieb sein Mittel gegen die Angst und das Alleinsein. Frau Dr. Heller hatte recht gehabt, meine Kolleginnen auch. Ich dagegen war ein Idiot, die Diagnose angezweifelt zu haben.

Herr Knieriemen erzählte weiter. Auch von der Nacht, in der Lynn Albträume hatte und weinte und zu ihm ins Bett kam. Er tröstete sie und hatte eine Erektion. Und er griff ihr zwischen die Beine, und sie erstarrte, und er küsste ihren Hals, und sie fühlte klebrigen Atem in ihrem Nacken und feuchte Hände an ihrem Kinderkörper, und sie wehrte sich nicht, bis es irgendwann endlich auf dem Laken neben ihr ein Ende hatte. Und er bemerkte ihre Angst nicht, ihre Ohnmacht und ihren Ekel. Er fühlte nur sich selbst: einmal ohne Angst sein mit dem Bild des Mädchens seiner Kindheit. Und in seinem Inneren war er Lynns Vaterbruderfreundliebhaber. Er kannte keine Grenze zwischen fürsorglichen, zärtlichen und sexuellen Berührungen. Von wem soll er es gelernt haben?

Es war Pädophilie und Machtmissbrauch, aber es war noch etwas anderes. Er hatte funktioniert, von klein auf, bekam keinen Halt und hatte gelernt, die Farbe der Wand anzunehmen. Neben ihm Eltern, die ihn verlassen und missbraucht hatten. Ein abwesender Vater und berauschte Frauen. Seine Erfahrung mit Katrin, in der großen Wüste dieser Kindheit, hatte ihn geprägt. Dass er sein Opfer im Grunde liebte wie eine Schwester, als Kinder der gleichen Not, das glaubte ich ihm. Und ich akzeptierte, dass er viele Jahre Lynns Rettung war. Aber es war schwer zu ertragen. Denn daneben stand die Tat. Er hatte Lynns Leid ausgenutzt, hatte sie beschädigt und beschmutzt.

Er verstand es lange Zeit nicht. Sie hatte nicht Nein gesagt, weil sie von ihm abhängig war, weil sie nicht ihren einzigen Halt im Leben verlieren und ihn nicht beschämen wollte. Weil sie ihn liebte und ihm bis dahin als Kind zu Recht vertraute.

Als er schließlich begann zu verstehen, sorgte ich mich einige Zeit sehr um ihn.

Ich bat ihn, einen Brief an sie zu schreiben, der nicht abgeschickt würde.

»Ich hatte nur Dich«, schrieb er, »und ich wollte immer auf Dich aufpassen, Lynnie, dass Dir niemand wehtut. Und dann habe ich Dir selbst am schlimmsten von allen wehgetan. Jeden Tag wünsche ich mir, dass jemand bei Dir ist, der besser ist als ich.«

Strafe muss sein

Ich kam aus dem Sommerurlaub mit meiner Schwester Ines und den Kindern zurück. Drei Wochen Strand, Hunde, Pferde. Vom Ausschlafen ganz zu schweigen, und abends grillten wir und tranken Wein in der untergehenden Sonne. Unser Ferienhaus lag beleuchtet wie ein Ozeandampfer in der dunklen, weiten Stille hinter den Dünen. Es gab kaum Menschen dort, nur Licht und Meer und einen hohen Himmel.

Wir hatten lange Strandspaziergänge gemacht. Helen, Martha und Max beerdigten die angeschwemmten toten Quallen, feierliche Seetierbegräbnisse alle fünfzig Meter. Die Kinder fünf, acht und zwölf Jahre alt. Meine Familie. Wir sprachen über die vergangenen Monate, in den normalen Arbeitswochen gab es nie genug Zeit dafür. Ich erzählte von Herrn Knieriemen, natürlich ohne Namen.

»Er hat das Mädchen missbraucht, und er hat es geliebt. Gleichzeitig. Manchmal ist es echt nicht auszuhalten.«

»Ich könnte das nicht«, sagte Ines und schüttelte den Kopf. »Mir sind meine Bakterienkulturen im Labor lieber. Wusstest du, dass wir in der Mikrobiologie auch eine Lebendzählung machen? Wir zählen die Keime in einer Probe oder die lebenden Zellen.«

»Lebende Zellen, Lebende in Zellen. Meine Güte, was ist das für eine Assoziation. Schrecklich.«

»Apropos schrecklich, wie geht es eigentlich mit Andreas?«, fragte sie.

»Seitdem ich klarer sage, was ich will, geht es besser. Ich hätte das schon früher machen sollen. Wir versuchen nach dem Sommer mit Max mal zwei Übernachtungen nacheinander bei ihm.«

Meine Schwester lebte getrennt von John, dem Vater von Martha und Helen. Er war Musiker und ständig unterwegs. Die Trennung hatte daran nichts geändert. Die Mädchen sahen ihn nur alle paar Monate. Ines hatte das Beständige an Andreas immer gemocht.

»Ich glaube, er hat eigentlich Angst, Angst, Max zu verlieren. Und Schuldgefühle wird er auch haben. Er denkt bestimmt, du als die Mutter hast eben die besseren Karten.«

Sie hatte sich bisher zurückgehalten. Eigentlich sprach sie das erste Mal darüber.

»Bisschen viel Verständnis für einen schwach gewordenen Frauenarzt«, sagte ich schnippisch. Mir fehlte die Kraft, wütend zu sein. Und sie sprach nur aus, was mir auch in einer geheimen inneren Ecke klar war. Ich war nicht nur die arme Verlassene. Andreas war mir auf die Nerven gegangen mit seinen Ansprüchen, der vorgeführten Gewissenhaftigkeit und den ewigen Bedenken gegen alles Mögliche.

Ich hatte mich nicht getrennt, aber lange schon abgewendet, und vielleicht war die Schwangerschaft ein Versuch, die Beziehung zu retten. Kein gutes Timing. Denn er hatte gerade seine Flucht angetreten, mit dieser neuen Frau.

»Weißt du«, sagte Ines in mein Schweigen hinein, »du bist nicht sein Opfer.«

»Vielleicht wäre ich das aber gern!«, sagte ich. »Wäre einfacher. Er böse, ich gut. Können wir uns nicht darauf einigen?« Ich lachte.

»Ach, wie unsere Mutter, ja?!« Sie zog beide Augenbrauen hoch.

»Oh Gott! Bitte nicht. Meinst du, das beginnt mit Anfang dreißig?«

»Also, es ist wichtig für Max, dass du ein halbwegs entspanntes Verhältnis zu Andreas hast. Das wird schlecht gehen, wenn er der Böse ist«, sagte sie.

Ich dachte an Herrn Matzke.

»Na gut, ich kann ja mittlerweile sehr großzügig sein«, lenkte ich ein. »Ich habe zu einem Serienvergewaltiger ein ganz gutes Verhältnis entwickelt. Selbst der war nicht nur böse. Möglicherweise schaffe ich das auch mit Andreas.«

»Du bist verrückt«, sagte sie.

»Und du bist Naturwissenschaftlerin«, antwortete ich, »und darum verstehst du so was Subtiles nicht.«

Und dann riefen uns die Kinder, sie hatten das halb zerfledderte Skelett einer Möwe gefunden. Ines jubelte: »Oh, klasse, ein biologisches Objekt«, und erklärte den Kleinen ausführlich dessen Aufbau, während ich mit der Schippe von Max das Grab schaufelte.

Die Nacht vor dem ersten Tag in der Klinik wurde ich jede Stunde wach. Wer weiß, was passiert war. Es konnte alles Mögliche sein, eventuell eine Bombe in einer meiner Akten.

Der Chefarzt würde sagen: »Frau Richter, ich vermisse

den vorletzten Behandlungsplan bei Herrn Schnurre. Sie wissen sicher, wenn die Staatsanwaltschaft Akten beschlagnahmt, bekommen wir große Schwierigkeiten. Bitte holen Sie das bis heute Abend nach.«

Oder Patienten, die sich geprügelt hatten, abgehauen oder isoliert oder zwangsmediziniert oder sonst was waren.

Als ich Montagfrüh die Station betrat, schien alles ruhig zu sein. Von Katastrophen erfuhr man normalerweise sofort. Hinter dem Schreibtisch des Stationszimmers saß wie immer breitbeinig der Oberpfleger, die Pflegeakten in einem weinroten, aufklappbaren Kunststoffungetüm vor sich.

»Planette« war der Name dieses Dings, in das für jeden Patienten eine gefaltete Papierakte eingeheftet war. Sie bestand aus dünnblättrigen Aktenseiten mit blau liniertem Papier, jeweils drei Zeilen waren pro Tag vorgesehen. Ganz hinten klebte ein aktuelles Foto des Patienten, als Fahndungsfoto für den Fall der Flucht. In dieses Ungetüm schrieb jede Schicht ihre Verlaufsbeobachtung ein. Jeden Morgen suchte ich darin nach besonderen Vorkommnissen: Streit, Isolierung, Fahndung. Und zeichnete mit meiner Unterschrift als gelesen ab. »Dienstag, 06.08.: Pat. heute schlechter Stimmung, diskutiert über das Essen, muss zur Ruhe aufgefordert werden.« Oder: »Pat. war pünktlich bei der Arbeitstherapie. Keine Besonderheiten.«

Ich stellte meine Tasche ab, setzte mich auf einen Drehhocker, legte mir die Planette auf den Schoß und las.

Da gab es eine frische Akte, kein einziger Knick im Papier. Ascher, Jens. Eine Neuaufnahme. Kurz nach meinem Urlaubsbeginn war er gekommen, nach seiner Verurteilung direkt aus der Untersuchungshaft.

Ich las »Mischkost« und »Vergewaltigung, Mord« und »Medikation: keine« und »Diagnosen: kombinierte Persönlichkeitsstörung« und »Gangunsicherheit: keine«. In seinen Eintragungen stand: »Pat. lehnt Gespräch ab«, »Pat. provoziert, muss zur Ordnung gerufen werden«, »24 Stunden Isolierung wg. Bedrohung« und so weiter. In blauer und roter Schrift, jeden Tag etwas davon, in den letzten drei Wochen. Ich blätterte zum Foto: ein dreieckiges Gesicht, spitzes Kinn, hohlwangig, die Lippen waren schmal. Die Augen wirkten farblos.

Ich stöhnte leise auf und sah meine Erholung dahinfahren.

Die große Patientenakte hatte man mir schon auf den Schreibtisch gestellt. Mit Mühe quälte ich mich hindurch, jeden Tag ein kleines Stück. Blut- und spermaverschmierte Grausamkeit, beschrieben im Juristendeutsch mit langen Substantivreihen. Wehrlos ist, wer infolge von Arglosigkeit zur Selbstverteidigung außerstande ist. Für die Tötungshandlung ist das Mordmerkmal der Tötung zur Befriedigung des Geschlechtstriebes als erfüllt anzusehen. Die Brutalität dieser Tat war auch hier, im Maßregelvollzug, selten. Ich brauchte Tage, die Akte zu lesen, dabei waren es nur zwei Bände.

Herr Ascher hatte einen Jungen vergewaltigt und umgebracht, es war noch ein anderer Mann dabei. Zwölf Jahre alt war das Kind und es hat lang gedauert, bis es starb. Es gibt keinen Grund, mit Worten zu wiederholen, was diese beiden Männer im Detail getan haben. Ich las den Tatablauf im Urteil nicht zu Ende. Wozu?

Seine eigene Lebensgeschichte war ein Spiegelbild dieses

Grauens. Es begann im Vorschulalter. Der Vater hatte ihn über Jahre sexuell missbraucht. Er vergewaltigte ihn anal. Die Mutter hatte den Sohn schreien gehört und nichts getan. Es war zum Verrücktwerden.

Wenn ich Max abends aus der Badewanne half, dann wickelte ich das Handtuch schnell um ihn herum, bevor ich ihn an mich drückte. Ein sechsjähriger Jungenkörper, ich weiß, wie er sich anfasst, und das ist ein schmerzhaftes Wissen.

Irgendwann musste ich Herrn Ascher zum ersten Gespräch holen, man ließ mir eine Schonfrist.

Der Chefarzt hatte im Vorbeigehen, ganz ohne Jagdhundgesicht, gesagt: »Schauen Sie ihn sich bei Gelegenheit mal an, ich weiß nicht genau, ob wir etwas für ihn tun können.«

Ein ungewöhnlicher Satz, für seine Verhältnisse.

Ein paar Tage später überwand ich mich und holte ihn auf der Station ab. Er war viel größer als ich und auffallend mager, ein siebenundzwanzigjähriger Schlaks. Am Gitter stellte ich mich vor, er sah an mir vorbei an die Wand. Er hätte fünfzehn, aber auch fünfzig Jahre alt sein können. Ich öffnete die Stationstür und stieg hinter ihm die Treppen hinauf, in einer Fahne aus fauligem Schweißgeruch.

Sein T-Shirt und die verschossene Jeans hingen an ihm herunter, als wären sie nur auf einen Bügel gehängt. Der Patient geht immer zuerst durch die Tür, fiel mir plötzlich wieder ein, als ich das Büro aufschloss. Da stand er dicht neben mir, ich atmete durch den Mund und fragte mich, wie das nun sicherheitstechnisch zu beurteilen ist. In so einem dunklen Flur.

Drinnen wies ich ihn an den Tisch und kippte das Fenster. Er setzte sich. Mit den Unterarmen stützte er sich ab, als könne er sich allein nicht halten. Den Kopf gesenkt, blickte er auf die Tischplatte zwischen seinen Unterarmen und schwieg. Ich saß aufrecht auf der Stuhlkante und sah im matten Gegenlicht des schmalen Fensters auf seine Stirn. Das kurze Haar war aschblond und dünn.

»Ich werde Ihre Therapie übernehmen«, sagte ich und: »Es wird darum gehen, wie es zu der Straftat gekommen ist und wie Sie in Zukunft so leben können, dass sich so etwas nicht wiederholt.«

Ich sah ihn an und erwartete eine Antwort. Eine Nachfrage, eine Reaktion, eine Regung. Aber er schwieg. Er schien nicht aufgeregt zu sein, ruhig hob und senkte sich seine Brust. Die Hände lagen auf dem Tisch, die Finger waren locker verschränkt. Schmale, feingliedrige Jungenhände mit durchscheinender, von blauen Adern durchzogener Haut. Mir fiel eine Szene des Mordes ein, und mein Magen wurde zu Stein. In meiner Fantasie hätten die Hände mindestens verdorrt sein müssen. Ich sah an ihm vorbei aus dem Fenster. Durch quer eingemauerte Gitter. Soll das Gefühl des Eingesperrtseins lindern. Funktioniert auch.

Er hob seinen Kopf: »Heut Nacht hab ich mir einen runtergeholt und mir vorgestellt, wie ich den Jungen geknallt habe.«

Ich wankte. Mit Daumen und Zeigefinger presste ich den Kugelschreiber fest. Seine Miene war unbewegt. Mein Kopf war leer.

Ich schrieb: »Heut Nacht ...«, zögerte einen Moment

und umrahmte das Karo neben dem »t«, eins nach oben, eins nach rechts, eins nach unten, eins nach links.

Ich begann von vorn. Ein tiefes blaues Karo.

»Bitte verlassen Sie mein Büro.«

Ich erkannte meine eigene Stimme nicht.

Er stand auf und ging hinaus. Die Tür fiel leise ins Schloss.

Ich blieb wie gelähmt sitzen und starrte aus dem Fenster: der Erlenwald. Silbrig flimmerte das Licht durch die Blätter, eine Elster landete auf einem der trockenen Äste. Was habe ich hier zu suchen? Was tue ich hier, in Gottes Namen? Und was sind das für Menschen?

Er stand hinter der Bürotür und wartete. Irgendwann erhob ich mich und drückte die Lautsprechertaste: »Bitte Herrn Ascher zum Durchschluss.« Ich konnte ihn nicht bringen.

Ich möchte hier nicht sein. Ich sollte einfach gehen.

Doch ich habe weitergesprochen an diesem Tag, im Grunde war ich schwer verletzt. Um halb eins gab es Mittagessen in der großen Lehrküche des Krankenhauses, deutsche Hausmannskost. Essen wie bei Muttern. Rouladen, Kartoffeln, Rotkohl und Soße.

Der Chefarzt aß neben mir schweigend alles auf und trank dazu schwarzen Kaffee in hastigen, kleinen Schlucken. Ich überlegte, ihm von der Situation zu erzählen. Aber ich hätte nur um Hilfe rufen können oder weinen oder beides. Und das kam mir doch unpassend vor, also schwieg ich. Ich fragte mich danach ein paar Monate lang, ob er meine Erschütterung nicht bemerkt hatte oder nicht hatte bemerken wollen. Schweigend gingen wir nebeneinander zur Mittagsbesprechung. Ich bekam die Neuigkeiten nur am Rande mit: In der Arbeitstherapie wurde umgebaut, der Sozialdienst war wegen Krankheit nur eingeschränkt erreichbar. Das Pflegepersonal machte einen Betriebsausflug.

Die Wörter exerzierten zwischen meinen Schläfen hin und her: »Heute Nacht hab ich mir …« von rechts nach links, von links nach rechts.

Auf dem Weg zum Parkplatz der Klinik fühlte ich mich, als müsste ich mit jedem Schritt ein tonnenschweres Bleigewicht anheben. Es gab diesen Satz in meinem Inneren, und es gab die Bilder dazu. Halbe Sätze, die der Junge sagte, die Ascher sagte, seine Hände und die Gesten und das Atmen, Sätze, in denen sich ein Abgrund öffnete. Und wie ein Strudel, ein Sog war dieser Abgrund: Es gibt keinen Schutz, für niemanden. Und es gibt nur dieses immer wieder sich selbst gebärende Unheil, ein ewiger Kreislauf aus Einsamkeit, Wut und Zerstörung. Und der Schmerz wird immer nur weitergegeben, von Generation zu Generation, und eine Heilung gibt es nicht. Jeder ist zu allem fähig. Und daran wird sich niemals etwas ändern.

Ich dachte an meinen Vater. Ein versponnener Wissenschaftler, der vom eigenen Vater verachtet wurde, sich selbst für überflüssig hielt und seine Töchter zurückließ ohne ein Wort. Und an meine Mutter, die ihr Heil im Drama suchte und im ewigen Opfersein. Früher ein stilles Mädchen, das nichts zu erwarten hatte außer den Vergleich mit ihrer toten Schwester.

Mein Schmerz, sein Schmerz, ihr Schmerz. Niemals wird der Kreislauf enden. Niemals. Es hat keinen Sinn, was ich tue. Was habe ich schon entgegenzusetzen, mit den paar Worten. Es ist aussichtslos.

Von der Straße aus sah ich das Neonlicht in der Umkleide des Kindergartens. Ich war in einem Zustand, in dem man sich auf der Stelle vergraben möchte. Weil jeder Gedanke und jedes Wort die Sache nur schlimmer machten. Aber es ging nicht. Ich zog mir den Haargummi aus dem Zopf, ich konnte Zöpfe schon als kleines Mädchen nicht leiden und wuschelte meine Haare durcheinander. Am liebsten hätte ich den ganzen Tag aus mir herausgeschüttelt wie Katinka das Regenwasser aus dem Fell. Stattdessen atmete ich tief aus und trat durch die Eingangstür des Kindergartens.

Vor der Umkleide traf ich die kleine Marie, sie rannte in den Gruppenraum und rief »Mahax ... aaabgeholt«, und Max lief lachend auf mich zu. Ich umarmte ihn, und er legte sein weiches Kindergesicht an meinen Hals. Zwei Nächte hatte er bei Andreas geschlafen, und das ist lang für ihn. Und für mich auch.

Nur wenige Augenblicke später aber schlug seine Stimmung um, er warf seine Schuhe auf den Boden, voller Wut, er wollte sie nicht anziehen und die Jacke erst recht nicht. »Süßer, wir wollen doch los, bitte ... Du kannst doch nicht barfuß ... Es ist kalt ...« Nichts wollte er anziehen, überhaupt nichts, als wäre er nicht schon in der Vorschule, sondern gerade eineinhalb Jahre alt. Die Spannung des Tages löste sich aus dem schmalen Kinderkörper in einem einzigen großen Protest. All das Zusammen-Sitzen, Zusammen-Spielen, Zusammen-Essen, Zusammen-zur-Toilette-Gehen. Und ich wünschte, ich könnte auch so schreien und toben wie er, und dann würde alles Böse sich in mir ganz in Luft auflösen. Dann gäbe es keinen töchterlosen Vater, keinen vaterlosen Sohn und keine ohnmächtige Mutter.

Keinen um sich schlagenden Mann, der aussieht wie der Tod, und keinen schweigend sterbenden Jungen. Und dann wäre das Leben so wie der Urlaub am Meer, voller Frieden in der dunklen, weiten Stille unter einem hohen Himmel.

Ich hielt Max fest im Arm auf der schmalen Umkleidebank und dachte nur: Bitte, es soll nicht mein Kind treffen. Und dann fing er zu weinen an, klammerte sich an mir fest. Als er sich etwas beruhigt hatte und nur noch schluchzte, nahm ich seine Hand und kreiste mit dem Zeigefinger in seiner kleinen Handfläche, während ich leise sang: »Koch Grützchen, koch Grützchen. Gib dem was und dem was und dem was und dem ...«, und nahm jeden seiner Finger in die Hand. Und da lachte er schon, weil er das Spiel seit Langem kannte. Als ich beim kleinen Finger angekommen war, zog ich an ihm und rief mit extra schrecklicher Stimme: »Aber dem reißen wir den Kopf ab! Ritschratsch!«, und er schüttelte sich vor Lachen, und ich dachte nicht mehr ans Vergraben.

Am Abend rief ich Dr. Holz an. Ich erzählte ihm die Geschichte und ich endete mit: »Manchmal möchte ich nur noch einpacken und gehen, am besten sehr schnell. Nützt doch sowieso nichts, der ganze Aufwand mit solchen Menschen.«

Er war offenbar guter Dinge. »Ach«, sagte er. »Das kommt doch nur auf die Brennweite der Betrachtung an. Entweder gehen Sie ganz nah heran und fragen sich: Hab ich heute hier, in diesem Moment, mit diesem Menschen etwas Kleines bewirken können ...«

Ich unterbrach ihn: »Also heute hat vor allem der Patient bewirkt, dass ich mich wie ausgekotzt fühle.«

»Gut … oder Sie gehen ganz weit weg. Wenn Sie ein paar Jahre als Therapeutin gearbeitet haben, wird schon der eine oder andere davon profitiert haben.«

»Wie viele Jahre?«

»So zehn, fünfzehn?!«

Diese Gelassenheit machte mich wahnsinnig. »Und bis dahin? Was mache ich bitte bis dahin?«

Er atmete tief ein: »Er hat Sie mit Absicht verletzt. Das ist seine einzige Möglichkeit, mit der Schuld und dem Selbsthass umzugehen. Wenn er Sie hassen kann, muss er wenigstens für einen Moment nicht sich selbst hassen. Das funktioniert. Kurzfristig jedenfalls.«

Na, das sind ja Aussichten, dachte ich. Entweder ich oder er.

»Versuchen Sie es erst mal mit der heiligen Dreieinigkeit in der Bewältigung von Schuld: Schuldanerkenntnis, Reue und Wiedergutmachung«, fügte er an. »Bieten Sie es ihm an, vielleicht kann er es annehmen.«

Bis zum nächsten Gespräch mit Herrn Ascher hatte ich eine Woche Zeit. Wenn ich morgens über die Station ging, sah ich ihn nicht und auch zu keiner anderen Zeit. Zur Morgenrunde kam er nicht.

Als er mein Büro betrat, wirkte er beweglicher als bei unserer ersten Begegnung, er suchte Blickkontakt und schätzte ab, wie ich wohl reagieren würde. Wie vor einem Boxkampf, als hätte ihn sein Angriff auf mich lebendiger werden lassen. Er setzte sich. Diesmal nahm ich den Kugelschreiber nicht in die Hand.

Er schwieg und wartete.

»Herr Ascher, ich glaube, Sie tragen schwer an Ihrer Schuld. Aber wir können lernen, unsere Schuld anzuerkennen. Und wir können bereuen und versuchen, etwas von dem Schaden wieder gutzumachen.«

Er zog seine Oberlippe nach oben, als wäre er angewidert von meinen Worten. »Lassen Sie mal Ihr Therapeutengequatsche. Das zieht bei mir nicht. Hier in diesem verfickten Drecksloch hilft mir keiner.«

Musste ich ihm da nicht recht geben? Will ich dem überhaupt mit irgendwas helfen? Kann ein Mensch diese Schuld tragen? Glaube ich mir das selbst?

»Möchten Sie denn, dass Ihnen jemand hilft?«, fragte ich und sah ihn an, er hatte steingraue Augen, die tief in ihren Höhlen lagen.

Er sprach langsam, als wollte er sichergehen, dass ich jedes Wort verstand: »Es hätte auch Ihr Kind sein können! Denken Sie, ich sehe nicht, wie Sie sich das vorstellen?!«

Durch das Fenster sah ich, wie der Morgennebel über dem hohen Gitterzaun hing. Woher weiß er, dass ich ein Kind habe? Der Anblick des Gitters beruhigte mich zum ersten Mal. Wie gut, dass dieser Mann hier drin ist.

»Heißt das, nein?«, fragte ich zurück.

»Ihr freut euch doch alle, wenn ich verrecke. Ein Monster weniger in eurem Loch.«

Ich dachte an Max und schwieg.

»Ja«, antwortete ich schließlich. »Wenn es mein Kind wäre, müsste ich Sie hassen. So ist es aber nicht.« Eine Szene des Mordes, Millisekunden nur, blitzte erneut in meinem Kopf auf, und ich wusste schon wieder nicht, ob ich mir selbst glaubte.

»Ihr Gequatsche hilft mir nicht. Davon komme ich hier auch nicht raus.«

Ich schaute ihn unverwandt an. Er sah wirklich krank aus, ausgemergelt, erstarrt. Aber es war mehr als Krankheit. Es war Zerstörung in seinem Gesicht und in seinem ganzen Körper. Als hätte er mit dem Jungen auch den letzten Rest seiner selbst vernichtet und als wäre von dem, was einmal eine Person war, nur noch eine wütend siechende, zerfetzte Hülle übrig geblieben.

»Was haben Sie denn draußen vor?«, hörte ich mich fragen, und ich fühlte etwas Kaltes, Sezierendes in mir. Die Betonung lag auf dem »Sie«, denn es war klar, da gab es nichts. Und in Wirklichkeit hatte ich gemeint: »Wir wissen doch beide, dass es kein Leben außerhalb dieser Mauern mehr für Sie gibt.« Es war ein Reflex. Er sollte nur aufhören, anderen wehzutun. Er sah auf die Tischplatte und schwieg. Ein langes, trübes, leeres Schweigen. Das Fenster war gekippt, die Elstern schnarrten.

Zwischen uns stand es unentschieden.

Ich musste an Dr. Holz denken. Ganz nah ran oder ganz weit weg vom Patienten. Ich kann beim besten Willen nicht ganz nah ran an diese Gestalt, an dieses Siechtum, an diese Schuld. Ich gebe mir Mühe, aber wahrscheinlich bemerkt er den Unterschied. Vielleicht sollte ich ihn anschreien? Wieso haben Sie das getan, wieso quälen Sie mich? Sie erwarten Verständnis? Sie erwarten Hilfe? Mit welchem Recht? Sie haben auf nichts mehr einen Anspruch, auf nichts mehr ein Recht. Weil Sie überhaupt kein Mensch sind!

Herr Ascher erhob er sich von allein und ging hinaus.

Ich bin vernünftig.

Ich. Bin. Vernünftig.

Ich bin es.

Es hat keinen Sinn, ihn zur Sau zu machen. Ihm all das Entsetzen und den ganzen Schmerz, den er verschuldet hat, vor die Füße zu schleudern. Was wäre dann? Es würde das Rad nicht zurückdrehen. Für ihn nicht, für den Jungen nicht, für mich nicht. Für niemanden. Aber ich fühle es anders. Ich fühle das Gegenteil. Wo soll ich damit hin?

Ich öffnete mein E-Mail-Postfach und scrollte nach unten.

Vor einigen Monaten war eine Nachricht in meinem Posteingang gelandet, im Betreff stand »Supervision«. Das Sekretariat der ärztlichen Leitung Radtke informierte: Dienstags um 16 Uhr, Besprechungsraum 3, Möglichkeit zur Supervision für Ärzte und Psychotherapeuten, Leitung Frau Malvi. Supervision heißt so viel wie »Betrachtung von oben«. Es ist eine Fallbesprechung, in der Probleme in der Behandlung einer erfahrenen Fachkraft vorgestellt werden können. In meiner Ausbildung mussten wir unsere Therapiesitzungen auf Video aufnehmen und in einer solchen Runde zeigen. Es war schrecklich schön und meist hilfreich, nachdem man sich blamiert hatte. Ich schrieb eine Mail und meldete mich an.

Es war noch ein paar Tage hin bis zum Supervisionstermin. Wie jeden Morgen lief ich am Pausenraum der Pfleger vorbei, ein schmales Zimmer am Ende des Flurs, in dem ein wachstuchbespannter Esstisch fast den gesamten Platz einnahm. Ich sah den Oberpfleger und kurz entschlossen zwängte ich mich zwischen den Tisch und die schmale Sitzbank und bat um einen Kaffee. Er goss aus einer Thermoskanne ein und kaute an seinem Salamibrötchen.

»Herr Ascher scheint ein schwieriger Typ zu sein«, setzte ich vorsichtig an.

»Der will Sie verjagen«, murmelte er, ohne sein Kauen zu unterbrechen, als wüsste er schon, was passiert war. Es war keinerlei Bewegung in seiner Stimme.

»Verjagen?« So schnell kam ich nicht mit.

»Der redet mit keinem von uns. Und wenn mal einer zwei Sätze mehr sagt, dann bekommt er statt eines Faustschlags so einen Satz um die Ohren gehauen. Was hat er zu Ihnen gesagt?«

Erstaunt sah ich in meine Kaffeetasse hinein. »Ich glaube, das wiederhole ich lieber nicht.«

Er zuckte mit den Schultern und murmelte: »Na ja, nehmen Sie's nicht persönlich. Das ist schon ein paar Leuten vor Ihnen passiert.« Er unterbrach sein Kauen nicht. Ich hielt das für den Ansatz eines Versuchs, mich zu trösten.

»Hm«, sagte ich daraufhin. »Nach dem letzten Gespräch würde ich ihn am liebsten, verstehen Sie, am liebsten würde ich … äh …«, ich rang nach einer nicht völlig unpassenden Wendung, »Kleinholz aus ihm machen«, stolperte es aus mir heraus.

»Ach ja«, sagte er, »da könnte ich mir auch noch anderes vorstellen außer Kleinholz.«

Er sah mich nicht an. Ich lächelte in meine Tasse und sagte: »Hackfleisch? Zum Beispiel?«

»Ja, Hackfleisch. Oder wir machen ihn platt wie 'ne Flunder.« Er kaute weiter und sprach so ernst, dass ich nicht sicher war, ob er scherzte. Ich entschied mich dafür, es für einen Witz zu halten.

»Okay, das hört sich gut an. Sie packen ihn, und ich hau drauf.« Ich lächelte ihn an.

»So machen wir das«, sagte er immer noch ernst, seine Miene war unbewegt. Er trank den letzten Schluck Kaffee aus, stand auf und sagte: »Dann geh ich jetzt mal die Medikamente austeilen. Bis später.«

Erst bei seinem letzten Schritt aus der Tür lächelte er mir kurz zu. Ich blieb allein zurück, aber ich fühlte mich eindeutig besser. Gewaltfantasien helfen gegen die Ohnmacht, wenigstens für den Moment.

Am Abend malte Max am Küchentisch, während ich am Herd stand und Bratkartoffeln machte.

Ich drehte mich um: »Süßer, was …?«

»Ja, Mama, für dich und Papa.«

Ich sah auf das Bild, das er mir entgegenhielt, und es stach in meiner Brust. Zwei hohe grüne Berge mit je einem Haus darauf und je einer Wolke darüber. Dazwischen ein tiefes Tal, in dem ein rotes Herz mit seinen Flügeln die beiden Berge verband. In dem Herz stand: »Max«. In krakeliger Kinderschrift. Über allem ein gelber Mond.

Ich hielt mich an meiner Bratpfanne fest und versuchte ein Lachen: »Ein schönes Bild, Süßer!« Die Schuld rollte wie eine Riesenwelle durch meinen Körper. Ich bin schuld an seiner Zerrissenheit. Ich bin schuld an seinem Schmerz. Ich kann das nicht wiedergutmachen. Ich hätte mich mehr mit Andreas streiten müssen, mehr kämpfen, ich hab immer nur versucht, ihm alles recht zu machen aus Angst, ihn zu verlieren. Diese Frau, Lisa, die lässt sich nicht die Butter vom Brot nehmen, so etwas braucht er. Ich hätte nicht schweigen dürfen, ich hätte so einen Mann überhaupt nicht wählen dürfen, oh Gott, habe ich überhaupt gewählt? Und jetzt wird Max für immer diesen Schmerz fühlen und so zerrissen sein. Und ich bin schuld daran und kann nichts tun.

»Mama, ich hab Hunger.«

Schuldanerkenntnis, Reue, Wiedergutmachung. Reue habe ich im Sack. Aber wie soll ich es bloß wiedergutmachen?

Erst mal Bratkartoffeln.

Wird Max mir verzeihen? Vielleicht muss ich mit Andreas reden. Vielleicht sollte ich ihn nicht ignorieren.

Herr Ascher hatte alle in der Klinik gegen sich aufgebracht. Selbst die Sozialarbeiterin und die Arbeitstherapeuten. Niemand sagte ein gutes Wort über ihn. Er redete kaum, und wenn, provozierte er. Er kiffte trotz des strengen Verbotes, irgendwie war er auch in den klinikinternen Drogenhandel verwickelt. Er musste ständig isoliert werden und bekam nie Besuch.

Kurz vor meinem nächsten Termin mit ihm traf ich die Arbeitstherapeutin, eine stämmige Frau Ende fünfzig, die, seitdem ich sie kannte, noch mit jedem schwierigen Charakter klargekommen war. Wir kamen auf Ascher zu sprechen, und sie erzählte: »Letztens habe ich ihn auf der Station angesprochen, der Chefarzt wollte das ja, ob er zu mir kommen möchte. Und da hat er erst nichts gesagt und dann, dann hat er … Ich kann das gar nicht aussprechen …« Und sie beugte sich vor zu mir und flüsterte: »Er hat mich angespuckt.«

Einen Moment lang schwieg ich. »Es tut mir leid, was für ein Arschloch!«, sagte ich schließlich. »Was haben Sie gemacht?«

»Nichts, ich bin rausgegangen. Aber den Rest des Tages war ich hinüber, das ist mir in den zwanzig Jahren hier nicht passiert.«

»Sie könnten ihn anzeigen, zumindest wegen Beleidigung«, sagte ich.

»Das hat der Chefarzt auch schon gesagt, ich überlege es mir.« Sie lächelte angestrengt, drehte sich um und verschwand im Stationsflur.

Bei der nächsten Sitzung sprach ich ihn darauf an: »Herr Ascher, Sie greifen jeden an. Die Pfleger, die Arbeitstherapeutin. Sie haben ein Opfer, den Jungen. Aber Sie produzieren immer neue. Sie machen hier jeden, mit dem Sie es zu tun haben, zu Ihrem Opfer.«

»Wer sagt Ihnen, dass ich es war?«, sagte er abschätzig. »Der Junge war tot, als ich wieder reinkam, der andere war auch noch dabei.«

»Hilft es Ihnen zu glauben, dass Sie es nicht waren?«, fragte ich.

»Sie blöde Fotze.«

Da war es wieder. Aber es funktionierte mit mir nicht mehr. Ich könnte ihn anzeigen, wegen Beleidigung. Stattdessen schwieg ich. Und er schwieg.

Dann sagte ich: »Jetzt tun Sie es schon wieder. Sie misshandeln mich so, wie Sie selbst misshandelt worden sind.«

Er sah mich an, in seinen Augen gab es keine Bewegung, keinen Widerhall, keine Resonanz. Als würde ich in eine graue, kalte Leere hineinsprechen.

Die Leiterin der Supervision Frau Malvi war eine hochgewachsene Frau Ende fünfzig mit langen schwarzen Haaren, karmesinrotem Lippenstift und einem äußerst würdevollen Gang. So hatte ich mir immer eine Psychoanalytikerin vorgestellt. An diesem Dienstagnachmittag traf sich nur eine kleine Runde. Ich erzählte die Geschichte von Herrn Ascher, mit vielen grauenvollen Einzelheiten, die ich sonst nicht erwähnte, um andere nicht zu verletzen, und über meine gescheiterten Versuche mit ihm. Und allein, dass ich es einmal aussprechen konnte, half mir schon.

Nach einem Moment des Schweigens sagte sie: »Er selbst kennt nichts als Missbrauch und Gewalt. Keine Fürsorge, kein Einfühlungsvermögen. Und das wiederholt er selbst.«

»Äh ja, so weit war ich auch schon gekommen«, sagte ich. »Aber er reagiert einfach nicht darauf.«

Sie hatte einen Vorschlag: »Wenn er das nächste Mal schweigt, dann fangen Sie mal an, etwas vor sich hinzumurmeln.«

Ich sah sie an. Hatte ich mich verhört?

»Was? Ich soll vor mich hinreden?« Ich lächelte, eher aus Unsicherheit.

»Ja, genau, tätiges Mitgefühl signalisieren. Sie murmeln vor sich hin, aber so, dass er Sie hört. Ich mache das öfter. Aber nicht irgendwas, sondern Sie sprechen ein paar eigene Gedanken aus und dann Ihre Vermutung über seine Gefühle und Gedanken. Etwa so.« Sie drehte sich mit ihrem Stuhl zu mir und sagte leise vor sich hin: »Also, was die Malvi heute wieder erzählt, die ist wahrscheinlich selbst nicht ganz dicht. Wie spät ist es eigentlich, kann ich irgendwie mal unauffällig auf die Uhr gucken? Demnächst soll ich noch einen Kopfstand machen, im Therapiegespräch. Na ja, Psychoanalytikerin eben.«

Ich lachte. »Der wird mich für knallverrückt halten. Ich weiß wirklich nicht, ob ich mich das traue.«

Und sie antwortete: »Ja, aber für knallverrückt hält man uns in unserem Beruf sowieso. Also was soll's? Sie zeigen ihm, dass Sie sich Gedanken um ihn machen. Das kennt er nicht. Vielleicht bewegt es etwas.«

Gesagt, getan. Ich war ziemlich aufgeregt. Er saß vor mir, in der gleichen Haltung wie bei den anderen Gesprächen, und ich sah auf meine Knie und begann, halb flüsternd vor mich hinzusprechen: »Also, Herr Ascher sitzt hier und sagt nichts. Ich frage mich, wie es ihm geht. Was er wohl denkt? Vielleicht: Was weiß die Olle schon? Bald ist es zum Glück vorbei, so lange hält die ja auch nicht aus. Dabei will ich nur in Ruhe gelassen werden und dass mich keiner anquatscht ...«

Er hatte aufgesehen und mich beobachtet, und ich spürte seine Anspannung hochfahren. Für einen Moment dachte ich, dass er gleich auf mich losgehen würde. Sein Oberkörper schwankte auf dem Stuhl, er wurde rot.

Und dann brach es aus ihm heraus: »Was wollen Sie von mir? Glauben Sie etwa, Sie könnten mir helfen? Was wissen Sie denn schon? Der Junge ist tot. Keiner kann ihn wieder lebendig machen. Lassen Sie mich in Ruhe mit dieser Scheiße! Ich bin ein Mörder, ein Kinderficker, ein Monster!«

Er schaute durch die Fenstergitter, und die Anspannung wich aus seinem Gesicht. Er sah fast zufrieden aus. Auch in meinem Körper löste sich etwas, als hätte ich erstmals gesehen, dass in ihm noch ein Mensch lebendig war. Er hatte die Katastrophe erfasst. Meine Wut verschwand.

»Ist diese Schuld leichter für Sie zu ertragen, wenn ich Sie genauso hasse, wie Sie sich selbst hassen?«

»Strafe muss sein!«, sagte er in das Schweigen hinein.

Es waren die letzten Worte, die ich von ihm hören sollte.

Er stand auf, drehte sich um und ging die paar Schritte zur Tür. Einen Augenblick lang blieb er stehen, dann drückte er die Klinke und trat hinaus. Ich hob den Telefonhörer und sagte meinen Satz. Ich weiß nicht mehr, wie lange ich auf dem Bürostuhl gesessen und den Kugelschreiber auf der Unterlage gedreht habe.

Irgendwann klopfte es. Ich sagte müde »Herein!«, und der Oberpfleger trat ein.

»Darf ich mich setzen?«, fragte er.

Ich zögerte einen Moment, er setzte sich trotzdem. »Ich habe damals zu Ihnen gesagt, wir spritzen die erst mal runter«, sagte er.

»Daran erinnere ich mich gut«, antwortete ich. Es war lange her, und ich war unsicher, worauf er hinauswollte.

»Ich meinte Leute wie Ascher. Die machen alles kaputt um sich herum. Die sind aggressiv, zu Ihnen, zu mir, zu allen. Die können nur zerstören. Die meinte ich damals. Wenn man die runterspritzt, tut man jedem einen Gefallen, auch denen selbst.«

Oh Gott, dachte ich entsetzt. Ich hatte damals nach unserem ersten Zusammentreffen angenommen, es wäre so eine Art grober Begrüßungsscherz. Mit »Runterspritzen« meinte er den Einsatz stark dämpfender Psychopharmaka.

Runtergespritzte Patienten sind müde, stumpf und wollen nichts mehr, außer schlafen und Kaffee trinken und rauchen, und der Speichel läuft dabei aus dem Mund, in langen Fäden. Alte stalinistische Psychiatrietradition.

Ich wurde wieder wütend. Herr Ascher hatte mir zugesetzt, arg zugesetzt. Ich hatte nichts erreicht mit ihm, wie mit mir selbst und meiner ganzen verdammten Familie nicht, und jetzt kam der und setzte noch eins drauf. Es ging nicht mehr um Argumente, um Diagnosen, Indikation, Kontraindikation für Psychopharmaka. Ich hätte das alles diskutieren können. Fachlich, sachlich, vermeintlich vernünftig. Aber ich konnte es nicht. Da war der Scheißabgrund.

In mir tobte es. Ja klar, lass ihn uns runterspritzen, fesseln, isolieren, zu Brei schlagen, diesen brutalen Mörder! Damit es uns allen besser geht. Und damit es niemals aufhört. Und der sitzt da und fragt gerade jetzt nach meiner Zustimmung für diese Scheiße, wo ich selbst Hilfe brauche und Hoffnung von irgendjemandem. Das war das Allerletzte. Ich lasse mich da nicht reinziehen. Von Herrn Ascher nicht, von dem nicht. Von niemandem. Die nehmen mir hier meinen einzigen Halt. Die Hoffnung, dass sich irgendetwas ändern kann.

Und das nahm ich persönlich, sogar sehr persönlich.

Sie verdammter Schwächling, dachte ich und sagte: »Wissen Sie, ich bin in einer Welt aufgewachsen, die von verletzten Frauen getragen und von verletzten Männern dominiert worden ist. Es waren Kinder, die von ihren Eltern ignoriert oder entwertet oder gequält worden sind. Oder alles zusammen. Und die dann als Erwachsene andere ignoriert, entwertet und gequält haben. Ich bin überzeugt, sogar sehr überzeugt davon, dass wir mit Ignorieren, Entwerten oder Quälen von irgendwem nicht weiterkommen, wenn wir auch nur im Ansatz eine Veränderung wollen. Und das, was Sie unter Runterspritzen verstehen, fällt bei mir unter Quälen. So entlastend, wie es immer sein mag in der Fantasie.«

Er sah mich an und sagte nichts. Dann stand er auf: »Na klar, Frau Richter. Bis später dann«, und ging hinaus. Ich fühlte mich, als hätte ich mit ganzer Kraft gegen einen nassen Mehlsack geschlagen. Oder gegen zwei. Andererseits hatte ich zum ersten Mal in dieser Deutlichkeit mit mir selbst gesprochen.

Vielleicht geht es auch nicht immer darum, verstanden zu werden.

Herr Ascher lehnte jedes weitere Gespräch ab. Es wurde still um ihn.

Einige Wochen später stand ich vor seinem Bett, in einem großen Vier-Mann-Zimmer mit blassgrünem Ölsockel auf Mannshöhe an vergilbten Wänden. Der bruchsichere Spiegel aus poliertem Metall klebte an der Wand. Der Chefarzt hatte die Verlegung in den Strafvollzug angewiesen, damit er dort erst einmal die Haftstrafe absäße. Heute ging der Transport.

Die Pfleger hatten mich dazu gerufen, und ich hatte tief eingeatmet, bevor ich das Zimmer betrat. Die Bettdecke bis zur Nasenspitze gezogen, lag Herr Ascher im Bett, seine Augen waren geschlossen.

»Herr Ascher, der Transport ist da«, sagte ich zu ihm, »stehen Sie bitte auf!« Er antwortete nicht. Ich wartete einen Moment. Hatte er seinen Kopf bewegt? »Bitte kommen Sie. Sie können nicht bei uns in der Klinik bleiben. Sie müssen zurück ins Gefängnis.«

Ich wartete und überlegte, während die Minuten vergingen. Er reagierte nicht. Ich dachte, Mist, wenn das jetzt nicht klappt, müssen wir ihn zwangsweise aus dem Bett holen. Neben mir stand der Oberpfleger, auch wenn ich das nicht wollte. Ich hatte keine Eile.

»Herr Ascher, bitte stehen Sie jetzt auf!« Hatte er geblinzelt? Ich wollte Konfrontation vermeiden und Einvernehmen herstellen. Aber er reagierte nicht auf mich.

Irgendwann, eine Ewigkeit später, nickte ich dem Oberpfleger neben mir zu. Er ging einen Schritt auf das Bett zu und sagte freundlich und mit Nachdruck: »Na, dann wollen wir mal los.« Er schlug die Decke auf. Mit Schwung. Ich hätte vermutlich wissen können, was wir zu sehen bekamen.

Später habe ich mir diese Situation wieder und wieder vor Augen geführt. Als ich mit den Pflegern im Dienstzimmer saß und der Chefarzt keine Worte fand, die er doch hätte finden müssen. Als ich die anderen Patienten im Raucherraum sitzen sah. Zusammengedrängt und entsetzt. Als ich allein in meinem Büro saß. Als ich abends an die Schlafzimmerdecke starrte. Tief eingeatmet, blassgrüner Ölsockel, weiße Bettdecke. Keine Arme zu sehen. »Bitte stehen Sie jetzt auf.« Hatte er wirklich nicht geblinzelt? Das Laken, die Bettdecke und sein Hemd. Ganze Quadratmeter in Tiefrot.

Beide Arme hatte er sich längs aufgeschnitten. Mit den kleinen Resten eines Rasierers. Er war schon nicht mehr bei Bewusstsein. Er blutete, während ich über die Situation nachgedacht hatte. Dann Hektik. Rufen. Rennen. Helles Licht. Kanülen, Natriumchloridlösung als Druckinfusion. Eine Traube Menschen. Dann die Trage und das weiße Tuch, eine Hand zog es über seinen Kopf, mit dem dünnen aschblonden Haar.

Es war zu spät. Herr Ascher hatte sich selbst nicht mehr ertragen und dies war sein letzter Schlag.

Er hat getroffen.

In den Wochen danach hing eine schwere graue Decke des Schweigens über der Station. Das Zimmer wurde geräumt, sein Name von der weiß lackierten Tür entfernt, die Pflegeakte aus der Planette genommen. Ich saß am Abschlussbericht, bevor die Akte in das Archiv ging. Niemand würde sich je wieder dafür interessieren. »Kombinierte Persönlichkeitsstörung und multiple Störung der Sexualpräferenz«, schrieb ich, »Suizid durch Eröffnen der Pulsadern am 27.08.«

Ich fühlte mich schuldig. Ich war wütend. Ich hätte es kommen sehen müssen, ich hätte fragen müssen. »Denken Sie manchmal an Selbstmord?« Die Warnzeichen waren uns an der Uni nun wirklich beigebracht worden. Er hatte genug davon gezeigt: riskantes Verhalten, Hoffnungslosigkeit, Rückzug, körperliche Vernachlässigung. Plötzliche Ruhe. War dieser Mensch zu retten gewesen?

Es gab auch einen Teil in mir, der froh war. Und einen Teil, der das bemerkte und sich deshalb schämte. Etwas von seiner Zerrissenheit war in mir zurückgeblieben.

Immerhin konnte ich mit dem Schlamassel zur Supervision gehen. Kollegen von anderen Stationen erzählten mir von ihren Erfahrungen. Allein der Umstand, dass alle von Wut und Schuld sprachen, half mir. Mir war klar: Ich habe einen Fehler gemacht, ich hätte ihn nach Suizidideen fragen müssen. Nur wer keine Verantwortung hat, dem passiert so etwas nicht. Vielleicht hätte er geantwortet, vielleicht nicht. Können Worte einen Menschen vor sich selbst schützen? Ist der Freitod nicht eine der menschlichen Freiheiten?

Frau Malvi sagte: »Geben Sie jedem Gefühl genug Platz. Sie sind alle berechtigt. Und überschätzen Sie ansonsten Ihren Einfluss nicht, Sie sind schließlich nicht Gott. Herr Ascher hat eine Entscheidung getroffen.«

Ich bin nicht Gott. So ein Glück.

Nicht alle auf der Station bekamen Hilfe. Der Chefarzt schwieg. Die Pfleger schwiegen.

Wenn ich den Oberpfleger morgens traf, nachdem schon zwei Stunden der Frühschicht um waren, tat er beschäftigt, während er meinen Gruß beiläufig erwiderte. Und wenn ich am Pausenzimmer vorbeiging, schaute er konzentriert aus dem Fenster. Ich beobachtete ihn in der Morgenrunde, die er täglich leitete. Nur einmal in der Woche nahm ich teil. Jede Wut der Patienten nahm er wie ein Prellbock auf, hinter seinem kleinen karierten Block sitzend. Nur wenn die Diskussion zu aussichtslos wurde und die Empörung zu hoch schoss, beendete er die Runde mit einem jovialen Satz über das unaufhaltsame Fortschreiten der Zeit. Wie ein Prellbock nahm er auch Herrn Aschers Suizid auf, schluckend und schweigend. Und so ging das seit über zehn Jahren. Mit fünf Wochen Urlaub im Jahr.

Und die Idee vom Runterspritzen war wohl eher die Rettungsfantasie des Oberpflegers. Denn nicht ein einziges

Mal, seit ich in der Klinik war, wurde ein Patient tatsächlich auf diese Weise misshandelt.

Mit meinem Ärger auf ihn war ich mir selbst peinlich. Jetzt hatte ich als seine Kollegin auch noch auf ihn eingedroschen, als ob der Druck der Patienten nicht ausreichte. Dabei hatte er mir vermutlich nur sagen wollen, mit welcher Idee er sich selbst behalf. Meine Wut war bei ihm fehl am Platz, sie hatte nur mir Erleichterung verschafft. Und warum hatte ich eigentlich nicht einfach gesagt: »Ich hatte gerade ein fürchterliches Gespräch, ich brauche ein paar Schritte an der Luft. Kommen Sie mit?«

Alle schwiegen hier, aber ich schwieg auch. Dabei müsste gerade ich es besser wissen. Ich traf mich mit Andreas in einem Café zwei Straßenecken weiter. Es war vor Kurzem umbenannt worden, und ich musste schmunzeln, als ich es sah. »Neue Liebe« stand in großen roten Leuchtbuchstaben über dem Eingang, wo zuvor das harmlose »Wiesbaum« aufgemalt gewesen war. Es traf mich nicht mehr. Ich ging über den abgeschabten Holzfußboden auf Andreas zu. Er saß in einer Ecke, die Ellbogen aufgestützt, und hielt sich mit beiden Daumen die Ohren zu, während seine Finger die Stirn massierten. Eine typische dramatische Geste von ihm.

Ich musste lachen. »Du scheinst guter Stimmung zu sein«, sagte er, und ich dachte, Gefühle spiegeln, das ist schon mal ein anständiger Gesprächsanfang. Die Kellnerin schien uns die Anstrengung anzusehen und wartete am Tresen ab. Ich musterte ihn genauer. Max hatte den runden Kopf von ihm und die leicht schief stehenden, mandelförmigen Augen, nur waren sie nicht braun, sondern grün. Wie meine.

»Ich habe über Schuld nachgedacht. Vor Kurzem hat sich ein Patient von mir umgebracht.« Die Kellnerin war an den Tisch herangetreten und erstarrte. »Ich nehme einen Milchkaffee«, sagte ich, ohne aufzusehen. Er sah mich mit dem neutralen Therapeutenblick an, den ich auch aufsetze, wenn ein Patient sagt: »Letzte Woche habe ich einen Konzern gegründet, der die Weltherrschaft übernehmen wird.«

Ich legte das Bild von Max auf den Tisch. »Das zerreißt mich. Ich wollte dir sagen, dass ich verstehe, wie sehr ich dich allein gelassen habe in der Zeit vor unserer Trennung. Ich habe nicht genug mit dir gekämpft – um alles Mögliche, was mich gestört hat. Ich hatte Angst, dich zu verlieren. Und da blieb mir nur der Rückzug. Und dass Max kam, war wohl so ein letzter Versuch. So eine Art Ausweg aus der Misere.«

Schuldanerkenntnis. Reue.

Die Kellnerin stellte mir rasch den Milchkaffee hin und verschwand. »Ich bin schuld, und er bezahlt nun den Preis dafür. Und du vielleicht auch«, fügte ich an.

Etwas von der Starre war aus seinem Gesicht gewichen, er hatte das Bild in die Hand genommen. Ich streute mir Zucker auf den Schaum und nahm einen Löffel davon.

Aber es dauerte nur einen kleinen Moment, kaum einen Atemzug lang. Dann sagte er: »Du hast recht, ich bin froh, dass du es einsiehst.«

Ich sah ihn an, sein Blick eine Mauer. Habe ich wirklich gehofft, die Schuld mit ihm teilen zu können? Dass er einen Teil der Verantwortung übernimmt? Etwas tut, was er bisher niemals getan hat? Und was ich jetzt so dringend brauche?

Und da kochte wieder diese Wut in mir hoch.

»Ja, Andreas. Du hast recht. Ich allein bin schuld. Einiges war nicht normal an meiner Reaktion dir gegenüber. Ich habe dich verjagt. Du musstest gehen. Du bist das Opfer.«

Ich stand auf, bezahlte bei der eingeschüchterten Kellnerin meinen Kaffee und ging.

Es war ohnmächtige Wut. Die Wut der Alleingelassenen.

Schwanzpille

Es war mein letzter Hausbesuch bei Herrn Heinz.

Er war offiziell noch in der Klinik untergebracht, lebte aber zur Vorbereitung seiner endgültigen Entlassung in einer kleinen Wohnung. Sie lag im Erdgeschoss am Rande der Stadt und hatte nur ein Zimmer. Nichts Persönliches gab es dort, keine Fotos, keine Bilder, keine Bücher, keine benutzten Kaffeetassen. Auf einer roten Schlafcouch saßen zwei Diddl-Mäuse und ein Bär im Hemd der örtlichen Verkehrsgesellschaft. Über dem Sofa hing ein querformatiger Druck mit einem rosafarbenen glitzernden Einhorn vor schwarzer Berglandschaft. An dem Fenster, das auf eine mehrspurige Straße führte, waren auf halber Höhe Spitzengardinen angebracht. Ich stand direkt hinter ihm an seinem Schreibtisch.

Er saß vor dem Computer und wir sahen beide suchend auf den Bildschirm. Hinter seiner rechten Schläfe bildete sich ein Schweißtropfen. Er hatte schütteres blondes Haar, durch das die Kopfhaut zu sehen war. Und weißlich durchscheinende Haut. Der Schweißtropfen lief in einem dünnen Rinnsal hinter seiner Schläfe entlang und teilte sich über dem Ohr. Ein Teil rann durch das Haar in seinen Nacken und verschwand unter dem blauen T-Shirt. Der andere Teil lief über die Wange und blieb an seinem Unterkiefer hängen. Mit einer hektischen Bewegung wischte er sich mit dem Unterarm über das Kinn. Ich schaute auf seinen Stiernacken und wunderte mich.

Es war nur ein kleines Erstaunen, eine Sekunde des Fragens: Warum dieses Schwitzen, diese Nervosität? Alles ist doch lange vorbereitet?

Mit zittriger Hand zeigte er auf die Karte der Umgebung, die sich langsam geöffnet hatte. »Wir müss'n da lang«, sagte er. Sein Finger tippte auf den Bildschirm und hinterließ einen feuchten Abdruck.

Ich hatte davon gehört. Manchmal machen Patienten vor ihrer Entlassung noch Blödsinn, weil sie Angst haben. Vor der Freiheit.

Ich schob die Sorge beiseite. »Lassen Sie uns losfahren«, sagte ich.

Wir fuhren zum Gericht, denn er sollte entlassen werden. Der Termin zur Anhörung begann in einer Stunde. Herr Heinz war ein stämmiger Mittfünfziger mit blauen Augen unter wulstigen blonden Brauen. Sein Körper hatte die Form einer Tonne, er litt unter hohem Blutdruck und reizbarem Temperament. Uns verband eine schwierige Geschichte.

Sechs Jahre zuvor hatte ich ihn kennengelernt. Bereits nach vier Wochen stellte er den ersten Lockerungsantrag. Ich musste ihn ablehnen und er sagte: »Irgendwann müss'n Se mich entlassen, und ick finde raus, wo Se wohnen … mit Ihr'n Sohn«, und ich hatte gesagt: »Wollen Sie mich bedrohen, Herr Heinz?«

»Dit haben Se falsch verstanden«, entgegnete er. »Ick hoffe nur, dass wir uns jut verstehen.«

Ich schaute ihn an und suchte nach Augenkontakt. Ich wusste, wer droht, hat in den meisten Fällen selbst Angst. Also übersprang ich den sekundären Affekt und sprach direkt sein emotionales Grundbedürfnis an: »Sie müssen sich vor mir nicht fürchten! Ich bin nicht Ihr Feind. Ich möchte auch, dass Sie so schnell wie möglich hier wieder rauskommen. Aber jetzt ist es noch viel zu früh«, und er schwieg.

Nicht alle konnten damals so wahnsinnig therapeutisch mit den ständigen Drohungen von Herrn Heinz umgehen. Als ich kurze Zeit später morgens durch die Schleuse den Stationsflur betrat, war niemand zu sehen, aber eine stille Spannung lag in der Luft. Ich blieb kurz stehen und schaute durch das Gitter zu den Patientenzimmern. Eine Gruppe Pfleger stand in der Tür.

»Ich sage es nur noch einmal, bitte kommen Sie jetzt mit uns«, hörte ich den Oberpfleger sagen. Es kam keine Antwort. Dann traten die Männer in den Raum, jemand schrie auf: »Nee, nee! Lasst mir, ihr Schweine!« Ein Stuhl scharrte, ein dumpfer Aufschlag auf den Boden, gefolgt von einem Stöhnen.

Herr Heinz wurde herausgetragen, hochrot, schwitzend, in Richtung der Isolierzelle, an beiden Armen und Beinen hatte ihn je ein Pfleger gegriffen. Der Oberpfleger sprach auf ihn ein: »Schlagen Sie nicht um sich, dann können wir Sie auch gehen lassen«, aber Herr Heinz versuchte weiter, sich zu befreien.

Ich trat einen Schritt zurück. Es war der Moment seiner

Überwältigung. Er sollte besser nicht bemerken, dass ich es sah. Die Demütigung würde unser Verhältnis nicht verbessern. Und es war klar, ich würde heute ein Gespräch mit ihm führen müssen. Ich wartete im Stationszimmer auf den Oberpfleger: »Er hat dem Kollegen mehrmals Schläge angedroht, der wollte ihn nur wecken«, sagte er, fast entschuldigend, als er durch die Tür trat.

»Okay, na klar. Will der Chefarzt eine schriftliche Stellungnahme?«, fragte ich.

»Ja, wie üblich«, sagte er in bemüht neutralem Ton. »Ich denke, es ist besser, Sie warten noch ein, zwei Stunden, bevor Sie in die Zelle reingehen.«

Und ich antwortete: »Danke. Ja. Ich gebe dann vorher Bescheid.«

Unsere Auseinandersetzung über Herrn Ascher war nicht lange her. Irgendwann musst du mit ihm reden, ermahnte ich mich.

Die Isolierung ist ein Gewaltakt der Institution, ein schwerwiegender Eingriff in das Freiheitsrecht. Im Zweifel wird auch die Würde eines Menschen verletzt. Nur als letzte Notlösung kommt dieses Vorgehen infrage. In unserer Klinik war die Isolierzelle ein hoher Raum, der nicht mehr als zwei Meter breit und opalgrün gefliest war. Knapp unter der Decke gab es ein schmales Milchglasfenster und in der Mitte des Raumes stand ein gemauertes Betonbett mit vier Metallringen an jeder Ecke für die Fixierung. Es sah fast aus wie ein Altar. In der Ecke war ein Stehklo aus Aluminium in den Boden eingelassen. Man betrat den Raum durch eine Tür von der Station aus. Ein vier Meter hohes Gitter trennte den Vorraum von der eigentlichen Zelle ab. Hier war die

Sitzwache postiert. Der Pfleger erhob sich ohne ein Wort und ging hinaus. Ich setzte mich auf einen Holzstuhl, über mir drei Meter Gitter, wie in einem Raubtierkäfig.

Bevor jemand in die Isolierung geht, muss er seine Kleidung ausziehen und eine spezielle Wäsche anziehen, mit der man sich nicht erhängen kann. Herr Heinz lehnte an dem Betonbett in einem cremefarbenen Einteiler, der so am Rücken verschlossen war, dass er sich nicht allein daraus befreien konnte. Er starrte mit noch immer zornesrotem Gesicht auf den Zellenboden.

»Herr Heinz«, sagte ich begütigend. »Was sollte das denn?« Durch das Gitter zu sprechen war, als ob man über einen sehr schmalen, sehr tiefen Abgrund hinweg miteinander reden musste.

Er antwortete nicht. Alles und jeden wollte er kontrollieren, Dominanz schien seine einzige Rettung zu sein, und er hielt sich für sehr viel klüger, als er war. Kein Sympathieträger. In dieser Zelle hatte mir zwar noch jeder leidgetan, selbst er nun. Aber er sorgte dafür, dass mein Mitleid nicht lange anhielt.

»Es gibt keene Zeugen! Ick werd mein Anwalt einschalten. Dafür werdet ihr noch blut'n«, giftete er vor sich hin.

Jetzt das wieder, dachte ich und sagte: »Sie haben einem Kollegen Gewalt angedroht. Das werden wir hier nicht dulden.«

»Dit hab ick nich, ick habe nur gesagt, er soll rausjehen. Mehr nich.«

»Nun«, sagte ich, »darüber gibt es unterschiedliche Meinungen. In der Hausordnung steht, dass alle Patienten bis acht Uhr aufgestanden sein sollen. Das gilt auch für Sie.

Und die Pfleger müssen Sie ohne Gefahr für Leib und Leben wecken können.«

»Ja, aber deshalb dürft ihr mir nich hier rinschleppen, als wär ick total durchjeknallt.«

»Herr Heinz, wir sind doch beide nicht den ersten Tag hier. Die Mitarbeiter dürfen unmittelbaren Zwang anwenden, wenn die Ordnung der Anstalt gefährdet ist. Sie waren fremdgefährdend.« Und ich betonte jede Silbe des letzten Wortes.

»Ick bin für gar niemanden jefährlich jewesen.«

»Das können Sie sich ja noch mal in Ruhe überlegen. Der Chefarzt wünscht eine schriftliche Zuarbeit von Ihnen. Welche Ursachen hat Ihr Verhalten gehabt und wie Sie gedenken, solche Situationen zukünftig zu vermeiden. Bis später dann.«

Ich stand auf, ein Pfleger hatte vor der Tür gewartet und setzte sich wieder an seinen Platz. Ich wollte nicht mit ihm tauschen. Sie wechselten alle dreißig Minuten. Das schien mir auch das Höchstmaß des Erträglichen zu sein.

Die Straftat, die Herrn Heinz in die Klinik gebracht hatte, war verhältnismäßig harmlos, zumindest für den im Maßregelvollzug gültigen Vergleich. Er hatte mehrmals fremde Jungen vom Spielplatz in seine Wohnung gelockt, ihnen die Hose heruntergezogen und sie am Penis berührt. Die Kinder waren jung, das war für die Kriminalprognose schlecht. Sie waren fremd, das war auch schlecht. Es waren mehrere, er hatte Vorstrafen – schlecht, schlecht, schlecht. In der Vorgeschichte gab es eine ähnliche Sache. Da hatte er seinen Neffen missbraucht und die Vergewaltigung war invasiv. Diese Formulierung benutzt man, wenn man die Penetration eines Kindes nicht beschreiben will. Und er hatte nicht nur eine auf Jungs bezogene Pädophilie, sondern dazu eine Persönlichkeitsstörung. Die Diagnosen waren also auch ungünstig. Er nahm nicht an der Arbeitstherapie teil, nicht an der Sozialberatung und nicht am Sport. Anfangs kam er nur manchmal zum Therapiegespräch mit mir, vor allem, um irgendwo seinen Frust abzuladen. Mitwirkungsbereitschaft schlecht. Man könnte sagen, er war ein Problembär plus, eine bemerkenswerte Ansammlung prognostischer und behandlerischer Schwierigkeiten. Ein Patient, hinter dem man als Therapeutin drei Kreuze schlägt, und hofft, dass es einen nicht trifft.

Die andere Seite war, er hatte diese Kinder nur berührt, sie nach einigen Minuten wieder laufen lassen und keine Gewalt angewandt. Das waren die wenigen günstigen Faktoren, und die kannte Herr Heinz auswendig. Er zitierte einen bekannten Professor. »Ham Se nich jewusst, wat der berühmte Kriminalpsychiater jesagt hat?« Ich wusste schon, was kommt. »Mörder sind dit Non-Plus-Ultra. Pädophile sind langweilig. Ha, ha. Hat der völlig recht, der Mann. Umjebracht hab ick schließlich keenen. Dit eine Mal war Notwehr. Nachgewiesen.«

Absolution von höchster Stelle. Wie praktisch. Was sollte ich dazu sagen?

Ich befragte ihn zu der Tat, und er antwortete: »Ick wollte nichts von den Jungs. Nur ma kiecken. Denen ist nichts Schlimmes passiert.«

»Und warum wollten Sie ›nur ma kiecken‹?«, fragte ich nach.

Er starrte mich an. »Ich hab keene Sexfantasien auf Kinder, und wenn Se hundertmal fragen! Zehn Jahre sitz ick hier ein, für Peanuts. Aus der Haft wär ick schon dreimal entlassen.«

»Sie sprechen von Entführung und sexuellem Missbrauch, das sind keine Peanuts«, sagte ich – und dieses Wort fiel mir auf: »Peanuts«.

Über die Vergewaltigung seines Neffen sprach er nicht anders: »Meene Schwester, die Schlampe, erst hilft se mir die Gören über und dann behauptet se so was. Die hat den Jungen doch bequatscht. Die wollt mir nur eins reinwürgen, weil ick nicht mehr so jesprungen bin, wie se wollte.«

Ich sah ihn an: »Der Junge hatte Verletzungen.«

»Ja, was weiß ick denn. Der ihr Macker war nicht ohne, was der da jemacht hat. Wat se mir unterjeschoben haben.« Er war ein Unschuldslamm. Das stand fest, zumindest für ihn.

Was hat der mit den Jungen vorgehabt, fragte ich mich nach dem Gespräch. Diese Taten waren nur Peanuts für ihn. Was waren dann keine Peanuts? Er hatte niemals einen Partner, in seiner Wohnung war eine Vielzahl von kinderpornografischem Material gefunden worden. Und da war es nicht nur ums Anfassen gegangen. Die Delikte passten eigentlich nicht zu seiner Persönlichkeit. Die Pädophilie war nicht das einzige Problem. Er war darüber hinaus herrschsüchtig, kränkbar und aggressiv. Eine schreckliche Mischung.

Über seine Delikte sprach er ungern und nur in Verniedlichungs- und Verharmlosungsformen. Kinkerlitzchen, Kleinigkeiten, Lappalien. Und oft verwies er auf die anderen echten Verbrecher, die auch echten Schaden anrichten würden. Gern redete er dagegen über seine Vergangenheit.

Dann wurde er weinerlich und gesprächig, während ich versteinerte.

»Frau Richter, meene Mutter hat mir jequält. Dit war der Horror, es gab immer nur Dresche. Im Winter musste ick raus in den Schnee, zur Strafe in der Kälte stehen. Und den heißen Kaffee hat se mir ins Gesicht gekippt, wenn mir wat runterjefallen is. Und bis ick zehn war, hat se mich jewaschen, an der offenen Türe. Alle haben mir jesehen! Was meinen Se, was da los war in der Schule! Ich hasse sie. Allet musste immer pikobello sein.« Es ging so in einem fort.

Er selbst sah sich als das größte Opfer. Und er war auch Opfer geworden, ganz ohne Frage. Selbst wenn nur die Hälfte seiner Erzählungen über die Mutter stimmen sollte, war er schwer von ihr misshandelt worden.

Aber je weinerlicher er wurde, umso weniger Mitgefühl hatte ich für ihn. Frau Malvi versuchte ihr Bestes mit mir. »Frau Richter, seine Kindheit war eine einzige Tiefkühltruhe. Stellen Sie ihn sich als kleinen Jungen vor.« Ich versuchte es.

Zu Hause beobachtete ich Max und sagte mir, so ein Kind war Herr Heinz auch mal. Nur klein, untersetzt und rotblond. Und dann lief es für eine Weile besser. Aber spätestens, wenn ich mit ihm auf seine Verantwortung zurückkam oder über Risikosituationen sprechen wollte, war es abermals vorbei.

»Nee, nie wieder. Kinder soll'n mir bloß vom Hals bleiben. Da krieg ick später nur den Tritt in den Arsch von denen«, sagte er.

Ich überging fürs Erste die Verantwortungsverdrehung:

»Meinen Sie, das reicht aus? Den Kontakt vermeiden?«, entgegnete ich, ein Muster an therapeutischer Neutralität.

»Klar«, sagte er.

»Sie könnten sich selbst kontrollieren?«

»Auf jeden Fall!«

»In welchen Situationen müssten Sie sich denn kontrollieren?«

»Na … äh … gar nicht. Ich brauch nur meene Ruhe, irgendwann muss auch mal ein Strich drunter sein. Sie immer mit Ihren Fragen. Da mach ick eines Tages was mit Kindern, nur weil Se immer da drin rumstochern müssen.«

Und da war ich schon wieder supervisionsreif. »Frau Malvi«, sagte ich, »ich kann nicht mehr. Der Worte sind genug gewechselt. Demnächst trage ich ihn selbst in die Isozelle.«

Es war nicht nötig. Eine Woche später wurde in seinem Haftraum ein Speicherstick gefunden. Alle Folgen der *Mini Playback Show,* einer Kinder-Gesangsshow aus den Neunzigern, in denen Kinder herausgeputzt auf die Bühne gestellt wurden. In seiner Altersgruppe ein Klassiker unter den legalen Filmen, die von Pädophilen benutzt werden. Wenigstens keine Kinderpornografie, die eigentlich Missbrauchsbilder sind. Denn das hätte sich einer von uns ansehen müssen.

Herr Heinz wütete, als er zur Rede gestellt wurde, erzählte hanebüchene Ausreden, drohte mit Mord und Selbstmord und wurde am Ende wieder isoliert.

Ich konnte mich nicht mehr darum kümmern, das musste der Bereitschaftsarzt übernehmen. Ich war schließlich spät dran, erst Katinka holen, dann Max vom Fußball abholen.

Max hatte das gegen meinen unausgesprochenen passiven Widerstand durchgesetzt. Zusammen mit Carlo, seinem besten Freund aus der Vorschulgruppe, ging er zu Traktor Schwarz-Gelb. Ich hatte mehrere Probetrainingstermine aus fadenscheinigen Gründen abgesagt. Vor allem, weil Vereinsmitgliedschaft bedeutet, dass man sonntags ziemlich früh zu Fußballspielen nach sonstwohin muss, mit selbst gebratenen Buletten oder Falafel im Gepäck, versteht sich, und zusammen mit fußballbegeisterten Eltern. Dann aber war Andreas, natürlich ohne mir Bescheid zu geben, mit Max zum ersten Probetrainingstermin gegangen, und damit war mein Schicksal besiegelt. Er brachte ihn hin, ich holte ihn ab. Sonntagsspiele abwechselnd. Nach unserem Treffen in der »Neuen Liebe« war er freundlicher geworden, er fragte ab und an am Telefon, wie es mir geht. Wir waren mittlerweile beim Drei-Tage-vier-Tage-Wechselmodell angekommen.

Der Kindertrainer von Traktor Schwarz-Gelb hieß Niko und war ein schmaler Mann mit blondem Zopf um die vierzig. Er hatte mir nicht in die Augen geschaut, als ich mich beim ersten Zusammentreffen vorgestellt hatte. Ich fand ihn ziemlich schüchtern für sein Alter, und er wirkte viel jünger. So als wäre er gerade Ende zwanzig. Die Umkleidekabinen waren in Baracken untergebracht, ich kam etwas später als sonst. Durch eine wacklige Papptür trat ich in die Bretterbude, und mein Blick fiel durch die offene Flurtür direkt auf den Durchgang zum Waschraum. Der Trainer bemerkte mich nicht, aber ich sah ihn. Er lehnte an der Türzarge und starrte in den Duschraum hinein.

Einen Moment hoffte ich, es seien keine Kinder unter der

Dusche, obwohl es dort lärmte und rauschte. Ich ging ein paar Schritte auf ihn zu, er schreckte auf und huschte ohne ein Nicken davon. Unter den Duschen standen lauter nackte Sechsjährige. Max war nicht dabei. Ich drehte mich zur Umkleide, da rannte er halb nackt mit Carlo herum, während sie sich die Schienbeinschützer um die Ohren schlugen.

»So, Jungs, nein, heute nicht duschen, zieht euch mal an, aber hopp«, sagte ich und dachte, jetzt schnappe ich gleich total über. Der Mann hat nur die Kinder in der Dusche beaufsichtigt, mehr nicht. Aber er ist schüchtern, hat sich ertappt gefühlt, und du hast den Blick gesehen, halb von der Seite. Vielleicht verändert man sich in dieser Arbeit auch zum Unguten. Vielleicht wird man misstrauisch und fängt an, alle Welt zu verdächtigen. Du musst dich beruhigen, sagte ich mir. Du kommst gerade von Herrn Heinz, kein Wunder, dass du empfindlich bist.

Herr Heinz kam aus der Isozelle, unverändert. Und ich brach in der nächsten Woche zwanzig Minuten früher von der Klinik auf, um zum Fußballtraining zu fahren. Ich kam an, als die Kinder gerade in die Baracken rannten, und stellte mich in der Umkleide dazu. Der Trainer schaute nur kurz herein und verschwand.

Herr Heinz schrieb an den Petitionsausschuss des Landtags, beschwerte sich über menschenunwürdige Behandlung, und ich musste daraufhin eine Stellungnahme verfassen. Ansonsten leugnete er jedes pädosexuelle Problem, aber auch jede andere Schwierigkeit. Abgesehen von dem Umstand, bei uns in der Klinik zu sein.

Nach der Visite schaute mich der Chefarzt von der Seite

an und sagte: »So, Frau Richter, ich denke, wir treten in Phase zwei der Behandlung ein. Wir motivieren ihn jetzt für eine Androgen-Deprivationstherapie. Ansonsten werden wir hier mit ihm zusammen in Rente gehen. Und das will wohl niemand von uns.« Der Oberpfleger nickte.

»Okay«, sagte ich. Nicht, dass ich gewusst hätte, wovon er spricht.

Aber ich schrieb mir das Wort auf meinen Notizblock. Denn »Wir motivieren ihn jetzt« hieß natürlich »Sie motivieren ihn jetzt!«. Mal sehen, wofür. Angesichts des ständigen Ärgers fand ich jede Idee gut.

Schritt eins meiner Informationssuche war die Konsultation von Dr. Google. Das brachte mich zuerst auf Selbsthilfeseiten für Blasen- und Prostatakarzinome. »Bei der Androgen-Deprivationstherapie entzieht man die männlichen Sexualhormone, um ein Wachstum bösartiger Tumorzellen zu verhindern.« Kein Wort von Sexualstraftätern.

Warum lernt man eigentlich nichts von dem, was man hier braucht, bevor man es braucht? An der Universität zum Beispiel. Warum sagt einem kein Schwein was darüber? Dr. Holz würde wahrscheinlich sagen: »Frau Richter, Sie befinden sich mit Ihren Patienten außerhalb des 2-Sigma-Bereiches der Standardnormalverteilung. Diese Probleme sind so selten, fünfundneunzig Prozent Ihrer Kollegen werden niemals damit zu tun haben.« Und ich müsste ihm schon wieder recht geben.

Über den Zugang von Ines konnte ich in die Datenbanken der Universität gelangen. Ich fand wenig Material, bis ich zusätzlich das Stichwort »Pädophilie« nutzte. Ich begann zu lesen. Im Text ging es um ein Medikament, das den Testosteronspiegel eines Mannes auf null senkt. Er kann dann keine Erektion mehr haben. Anders gesagt: Es ging um chemische Kastration.

Aha.

Ich lud mir zwei Artikel herunter und scannte sie mehr, als dass ich sie studierte. Indikation: Störung der Sexualpräferenz; häufigste Nebenwirkungen: Hitzewallungen, Impotenz, Osteoporose, Gewichtszunahme, Kraftlosigkeit. Die Behandlung soll mit einer Psychotherapie einhergehen.

Ich speicherte die Dateien im Ordner »Weiterbildung«, auf den ich aus Zeitmangel nur selten zugriff. Dann strich ich die Notiz auf meinem Zettel durch und schrieb Andreas eine Nachricht: »Lass uns bitte mal über den Fußballtrainer von Max sprechen. Gruß C« und wandte mich der nächsten Besprechung zu.

Ich bin heute noch verwundert, wie ich das Thema der chemischen Kastration einfach beiseiteschieben konnte, als ich das erste Mal damit konfrontiert wurde. Keine heilige Empörung über irgendein Runterspritzen von Patienten, kein historischer Rückgriff auf die Geschichte von Zwangssterilisationen und den Nazi-Maßregel-Paragrafen zur »Entmannung gefährlicher Sexualverbrecher«, der erst 1945 abgeschafft wurde. Und kein akademischer Ausflug zu der Frage, ob sexuelle Gewalt eigentlich einer Erektion bedarf. Auch keine Frage danach, ob eine aus der Veterinärmedizin importierte Therapiestrategie, die Pferde, Schweine und Hunde besser führbar macht, bei Menschen Anwendung finden sollte.

Ich fühlte nur eine beiläufige Erleichterung. Für Herrn Heinz würde es einen Weg geben.

Andreas rief mich abends zurück, ich verschanzte mich im Bad, damit Max nichts mitbekam. »An dem Trainer stimmt was nicht«, sagte ich. »Ich hab gesehen, wie er in der Dusche die Jungs angesehen hat. Und seitdem geht er mir aus dem Weg. Der Typ ist ein Pädo, ich sag's dir. Vielleicht sollten wir Max da rausnehmen?!«

»Christiane, das ist ein schlimmer Vorwurf«, sagte er mahnend. Er senkte seine Stimme absichtlich, was mich immer schon nach einem halben Satz wütend machte. Als wäre ich nicht ganz zurechnungsfähig.

Warum habe ich das bloß versucht? »Ich will es doch nicht rumerzählen, es ist nur wegen Max …«, stammelte ich.

»Nur wegen eines Blicks, also damit kannst du einen Menschen zugrunde richten … Wahrscheinlich liegt das an deiner Arbeit, das ist einfach nicht das Richtige für dich. Und wie sollen wir denn das den Jungs erklären?«

Er schaffte es in drei Sätzen, dass ich mich falsch, unsicher, hilflos und schuldig fühlte. Dafür könnte er einen Preis gewinnen. Dabei brauchte ich so dringend Hilfe. »Kannst du mir einmal zuhören, ohne mir zu sagen, was ich falsch mache«, zischte ich ins Telefon, damit Max mich nicht hörte. Er stöhnte, und ich legte auf.

Nachdem ich mich etwas beruhigt hatte, dachte ich, dass er recht hatte. Meine Datenbasis war einfach zu schmal für so ein schwerwiegendes Urteil. Und ich müsste mit den Eltern von Carlo sprechen. Wie sollte ich mich da erklären, ohne den Mann mit meinem Verdacht zu diskreditieren. Also tat ich nichts.

Ein paar Tage danach wollte ich mit Herrn Heinz zur Tat schreiten, im Gepäck die Techniken zur motivierenden Gesprächsführung von Miller und Rollnick, den beiden Motivationskoryphäen. Man hat ja schließlich nicht umsonst studiert. Therapeutische Grundsätze: Empathie, Echtheit, Akzeptanz. Außerdem fiel mir auf, wie praktisch es ist, dass ich hier die Therapeutin bin und nicht die besorgte Mutti.

Herr Heinz tobte.

»Die Schwanzpille, das könnte euch so passen! Ick bin nich euer Versuchskaninchen! Schwanz ab, das wollt ihr, wie bei Hitler.«

Es gab nach meinem Konzept drei Optionen zu antworten: Sollte ich die empathische wählen? »Sie fühlen sich ganz ausgeliefert und sind wütend.« Oder sollte ich mit mehr Echtheit reagieren: »Sie sind dermaßen schwierig! Das nervt!« Akzeptanz war am schwierigsten, denn es meint das vorurteilsfreie Annehmen seines Wertesystems. Dazu fiel mir nicht einmal ein Satz ein.

Ich versuchte es ersatzweise mit: »Herr Heinz, das Medikament hat die Zulassung für die Behandlung der Pädophilie und außerdem wird es seit Jahrzehnten bei Prostatakrebs angewendet.«

Informationsvermittlung, immerhin.

»Nee, nee. Ihr wollt doch nur, dass bei mir alles ausjeschaltet ist. Folter is das!«, echauffierte er sich.

Die Motivationsexperten Miller und Rollnick sagen: eher verstehen, was der Patient meint, nicht so sehr, was er sagt.

Herr Heinz meint, er ist ein Opfer und wird von uns gefoltert. Das hilft mir auch nicht weiter.

»Es geht auch um Sicherheit«, unterbrach ich ihn, »um Ihre und die von den Kindern in Ihrer Umgebung.«

Das ginge noch gerade so als Gesprächstechnik »Diskrepanz entwickeln« durch, aber einen Preis würde ich auch mit diesem Versuch nicht gewinnen.

»Ick brauche Sicherheit vor euch hier!« Er wischte aufgeregt mit beiden Händen an der Tischkante entlang.

Ich stellte meinen Kugelschreiber auf, klickte ihn zweimal ein und sagte: »Gut. Dann müssen Sie sich eben auf ein Leben hier drinnen einrichten.«

Das war bei Lichte besehen Erpressung, positiv formuliert, Unterstützung beim Realitätskontakt. Kommt bei Miller und Rollnick nicht vor.

Das machte es erwartungsgemäß nicht besser. Herr Heinz wurde laut. »Ick hab nichts Schlimmes jemacht. Guckt euch den Ascher an. Ihr wollt mir erpressen! Erpressung ist das. Nimm das Zeug, sonst kommste nie hier raus!«

»Gut, Herr Heinz, denken Sie in Ruhe darüber nach«, sagte ich begütigend und dachte: Am besten übrigens ohne mich.

Ich rief im Stationszimmer an und bat darum, ihn abzuholen. Ich stand auf, lief die zwei Schritte zur Tür, und als ich die Klinke ergriff, dachte ich einen Atemzug lang, jetzt springt er mich gleich von hinten an. Die Tür öffnete sich, der Pfleger wartete, Herr Heinz warf mir im Vorbeigehen einen vernichtenden Blick zu und ging hinaus.

Allein würde ich jetzt nicht so gern mit ihm durch diesen Flur laufen wollen.

Frau Malvi sagte in der kommenden Woche: »Verstehen Sie nicht, dass er Angst hat?«

»Wenn ich dran denke, dass er rauskommt, wird mir auch himmelangst.«

»Frau Richter, es ist ein massiver Eingriff in den Körper und die Seele, jeder von uns würde sich fürchten.«

»Natürlich, das stimmt. Aber es ist wirklich schwer, für jemanden Mitgefühl zu haben, der immer so aggressiv ist.«

»Es muss nicht gleich Mitgefühl sein«, entgegnete sie. »Respekt vor seiner Willensfreiheit würde erst mal ausreichen.«

Ich weiß jetzt wirklich nicht, wie ich das mit der Willensfreiheit von Herrn Heinz sehe oder der des Fußballtrainers, dachte ich. Doch dann fiel mir mein moralischer Aufstand vor dem Oberpfleger wegen Ascher ein und ich errötete. Mein ethischer Anspruch ändert sich offenbar mit dem Grad meiner persönlichen Betroffenheit.

»Immer mit dem Widerstand, Frau Richter, nie dagegen«, sagte Frau Malvi milde.

An diese Regel konnte ich mich halten, sie war einfach genug zu merken und auch in Krisensituationen anwendbar, zumindest innerhalb der Klinik.

»Sie müssen das Medikament nicht nehmen. Es ist ganz allein Ihre Entscheidung«, sagte ich zu Herrn Heinz. Er mochte ein Kotzbrocken sein, aber gut. So lange, wie er hier drinnen war, waren es sein Körper und seine Freiheit. Und er konnte ja keinen Schaden anrichten. Abgesehen von dem an meinem Nervenkostüm.

Er blinzelte und sah mich etwas verstört an, er war auf Kampf eingerichtet. Aber ich hatte mich zu radikaler Akzeptanz entschlossen. Nicht seiner Wertvorstellung, sondern meiner eigenen.

Da er nicht gleich meckerte, konnte ich eine Technik aus der Kategorie »Ambivalenz fördern« anwenden.

»Was ist denn der Vorteil Ihrer Entscheidung gegen das Medikament?«

»Weiß ick doch nich … Sie …«

Ich unterbrach ihn mit einer geballten Dosis Empathie: »Ich verstehe, dass Sie sich Sorgen um Ihre Gesundheit machen.«

Ha. Das hatte er nun nicht erwartet. Zum ersten Mal wusste er nicht, was er entgegnen sollte. Also legte ich nach: »Aber es ist doch unser gemeinsames Ziel, dass sie entlassen werden können! Wir wollen nicht zusammen hier in Rente gehen, oder?!«

Echtheit und Empathie auf einmal, Miller und Rollnick hätten ihre Freude an mir.

Er sah mich an und sagte langsam: »Das wären ja noch zehn, elf Jahre … hier mit Ihnen … na … ick kann ja mal mit dem Anwalt drüber sprechen.«

Das tat er. Nach dem transtheoretischen Modell von DiClementi gingen wir gerade von der Phase der Absichtslosigkeit in die Phase der Absichtsbildung über.

Endlich klappte mal was.

Andreas rief mich abends an, er hatte den Trainer beobachtet, ihm war nichts Ungewöhnliches aufgefallen. Wo ich mit Empathie gerade so erfolgreich war, sagte ich: »Danke, dass du ihn dir angesehen hast, das beruhigt mich wirklich.« Trotzdem fuhr ich donnerstags früher zum Fußball.

Der Anwalt riet Herrn Heinz zu. Als Nächstes bat er mich um den Waschzettel des Medikaments. Und dann sprach er noch einmal lange mit dem Chefarzt. Schließlich stimmte er einem Versuch zu. Es war die einzig verbliebene Fahrkarte in die Freiheit. Herr Heinz beruhigte sich, er musste sich auch nicht mehr auf Teufel komm raus gegen alles zur Wehr setzen, zum Beispiel gegen seine Therapeutin.

Er begann mit Tabletten. Zum Glück hatte er kaum Nebenwirkungen. Dann bekam er jeden Monat eine Spritze, und es passierte eine ganze Weile gar nichts, was für sich genommen schon ungewöhnlich war. War ich phasenweise fast täglich mit seinem Fall beschäftigt, sah ich ihn nun nur noch einmal in der Woche.

Und da wirkte er traurig auf mich. Statt wie immer herumzuschnauzen, starrte er trübsinnig vor sich hin. Im Klinikgarten stand er reglos neben dem Fliederbusch. Erst beim zweiten Hinschauen begriff ich, dass er die Blüten betrachtete.

Auch sein Äußeres veränderte sich. Ich brauchte etwas, um darauf zu kommen, was es war. Seine Haut wurde dünner, und dadurch erschienen die Falten, die zuvor sein Gesicht durchfurcht hatten, weniger tief. Er wirkte jünger. Sein Körper war immer noch tonnenförmig, aber Arme und Beine wurden schmaler. Die Muskelmasse nahm ab. Die blonden Haare an den Armen waren eines Tages verschwunden, und sein Bauch wurde etwas dicker. Es war eine langsame Metamorphose. Testosteron null. Und nachdem das dritte oder vierte Blutbild Werte im Kastrationsbereich angezeigt hatte, fragte ich ihn: »Können Sie noch eine Erektion bekommen?«

Er sagte: »Nee, nich mehr, manchmal jeht es aber plötzlich von allene.«

Spontanerektion also. Nicht schlecht, dass er das überhaupt erzählt. Ich war überrascht. Es sprach für seine zunehmende Offenheit. In der Zwischenzeit hatte ich etwas mehr gelesen.

»Was ist mit den sexuellen Fantasien?«

Und statt zu sagen: »Jetzt fangen Se doch bloß nicht damit an. Ick steh nicht auf Jungs. Hab keene sexuellen Fantasien mit Kindern. Nie jehabt. Früher nich. Jetzt nich ...«, sagte er nichts, sondern starrte auf seine Knie. Dann begann er zu weinen. Stille Tränen rannen über seine erröteten Wangen. »Heute Morgen hat der Pietzker zu mir jesagt: Na, biste schon 'n Mädchen?«

Er zog ein graues Papierhandtuch aus der Hosentasche und schneuzte sich. Zum ersten Mal hatte ich den Eindruck, echte Tränen zu sehen. Und ich spürte erstmals echtes Mitgefühl.

»Der ist doch ein Blödmann ...«, sagte ich schließlich, obwohl das ganz untherapeutisch war, und er nickte.

»Das im Kopf is nich janz weg, aber fast. Der Schwanz is so wie ausjestellt, versteh'n Se?«

»Sie meinen, da sind noch Bilder, aber der Körper reagiert nicht mehr darauf?«

»Jenau. Und gucken Se mal hier ...« Er hielt mir seinen rechten Unterarm entgegen, strich mit dem linken Handrücken mehrmals darüber und sah mich an, als müsste ich wissen, was er meinte. Ich wusste es nicht. »Ja?!«, fragte ich also, und er sagte: »Nichts, da ist nichts. Allet weg, fast wie taub.« Er kniff hinein: »Das merk ick gerade noch, mehr nich.« Richtig, die Sensibilität der Haut für Berührungsreize sinkt, wenn fast kein Testosteron mehr im Blut ist.

Es war ein Abschied, den er zu leisten hatte, auch von der Mauer aus Wut, die ihn umgab. Und die Trauer war der Weg. Ich versuchte, ihm beizustehen.

»Sie verlieren gerade einen Teil von sich. Das muss schwer sein«, sagte ich und blendete für den Moment aus, was er getan hatte.

»Ja, das is nich lustig«, sagte er.

Es war das erste Mal, seit ich ihn kannte, dass er mir zugestimmt hatte.

Nach der Mittagspause öffnete ich meine E-Mails, im Absender stand »Traktor Schwarz-Gelb«, im Betreff »Einladung zum Trainingslager«. Vier Tage in den Pfingstferien, mit Übernachtung. »Scheiße«, sagte ich zu meinem Pietà-Foto und rief Ines an.

»Wenn du einen Verdacht hast, hast du einen Verdacht«, sagte sie.

»Ja, aber vielleicht ist das galoppierender beruflicher Wahnsinn? Christiane, die Pädoflüsterin, sieht plötzlich überall Pädophile? Ich glaube, Andreas denkt das.«

Sie reagierte prompt, als gebe es eigentlich keine Frage. »Christiane, wann hast du das letzte Mal so einen Verdacht gehabt? Also außerhalb der Arbeit?«

»Noch nie.« Ich war sofort erleichtert, als ich es aussprach.

»Max fährt da nicht mit. Punkt. Nicht, weil der Typ unbedingt pädophil ist, sondern weil du einen Verdacht hast.« Die Urteilssicherheit der Naturwissenschaftlerin.

Mit Andreas zu reden, schob ich vor mir her. Im Kopf ratterte ich das Gespräch durch, und mehrmals war ich kurz davor anzurufen, aber dann stimmte entweder die Windrichtung nicht, oder ich musste noch dringend Wäsche aufhängen.

Der Oberpfleger sprach mich an, morgens, als ich die Planette las. »Ich glaube, dass mit Heinz haben wir gut hinbekommen. Die Medikation wirkt, was meinen Sie?«

Ich sah ihn an. War das jetzt die Retourkutsche für Herrn Ascher? Ich sagte: »Sie haben recht, ich lerne dazu. Nicht jede Medikation ist aber auch ein Runterspritzen.«

»Ich weiß nicht, was Sie gegen eine beruhigende Spritze haben. Ich hätte die selbst manchmal gern.« Er blickte mich ernst an.

»Aber bestimmt nicht gegen Ihren Willen«, wandte ich ein und lächelte.

»Ich frag mich manchmal, wie Sie das machen. Immer so gefasst zu bleiben«, sagte er.

Ich sah auf meine Akte, gefasst fühlte ich mich wirklich nicht besonders häufig. »Na ja, davon abgesehen, dass ich mich selten so fühle. Ich stelle mir manchmal vor, der Patient lebt wie in einem Kinofilm. Da läuft im Inneren immer dieselbe Rolle ab, als Dauerschleife. Bei Herrn Heinz ist es: Ein Unschuldslamm gefangen im Land der reißenden Wölfe. Das sind die Erfahrungen aus der Kindheit. Und er sieht nicht die Wirklichkeit, Sie und mich, sondern immer nur den eigenen Film. Nichts anderes. Und er spricht zu den Figuren in diesem Film, vielleicht zu Mutter oder Vater, aber nicht zu mir. Und weil es eine Dauerschleife ist, weiß er schon vorher genau, was passieren wird. Und alles, was mir übrig bleibt, ist mal was Überraschendes zu tun oder zu sagen. Als ob im Kino auf der Leinwand plötzlich ein Schauspieler aufspringt und ihm zuwinkt, statt die Waffe zu zücken und zu schießen. Und dann denkt er vielleicht: Hä? Huch? Bin ich hier gar nicht in dem alten Film? So stelle ich mir das vor.«

Er sah mich an: »Und das hilft?«

Ich zuckte mit den Schultern. »Mir ja. Nicht immer, aber oft.« Und dann sagte ich: »Es tut mir leid, dass ich Sie letztens so angeschnauzt habe.«

Er erstarrte einen Moment, dann drehte er sich zum Medikamentenschrank, nestelte daran herum und murmelte im Rausgehen: »Ist schon in Ordnung.«

Die Trauer von Herr Heinz verging. Er fing an, sich für die Holzwerkstatt zu interessieren. Mehrere Wochen baute er Vogelhäuser, eins nach dem anderen, als wäre er einem Vogelhauswahn verfallen. Dann drechselte er alle Kerzenständer für den Adventsmarkt der Klinik und arbeitete sich zum Modellbau vor. Stundenlang baute er aus streichholzgroßen Holzstäben Segelschiffe zusammen. Allein vom Hinsehen wurde ich nervös. Er begann, Zeitung zu lesen, und besuchte die Patientenbibliothek. Irgendwann arbeitete er dort. Wenn ich mit ihm über die Straftaten sprach, war er im Grunde der Alte. Nur war es so, als hätte man das Benzin aus seinem Tank gelassen. Dass sich etwas änderte, merkte man vor allem an dem, was er nicht mehr sagte und nicht mehr tat. Das wilde Drohen und Herumfuchteln. Wenn ich ihn nach seinen sexuellen Fantasien fragte, schwieg er.

Aber eines Tages sagte er: »Das war keine so schlechte Idee, mit der Spritze.«

»Wie meinen Sie das?«, fragte ich ihn.

»Na, der janze Druck is weg. Hört sich blöd an, aber jetzt seh ick erst mal, wat es noch allet so gibt. Haben Se jesehen, dass die Teichrosen blühn? Und ick bin über fuffzig.«

»Hm«, sagte ich, »das stelle ich mir schlimm vor, wenn der Kopf immer voll ist mit den anderen Bildern.«

Er sah auf den Boden neben meinem Stuhl. »Ick hab immer versucht, das nich noch mal zu machen. Wenn ick auf der Straße war, bin ick bei jeder Sirene zusammenjezuckt. Immer dachte ick, jetzt holen se mir.«

Ich überlegte, dann fragte ich: »Sie konnten einfach nicht aufhören, obwohl sie es versucht haben?«

»Das war wie ein Kick. Ick wollte das denn so.«

Langsam hörte er auf, die anderen zu beschuldigen. Das Medikament wirkte wie eine Art Türschlossenteiser. Auch wenn es an Tiermedizin erinnert, aber die psychischen Veränderungen waren neben den Wirkungen auf die Sexualität günstig. Als würde der Eispanzer aus Aggressivität und Ablehnung abschmelzen und Verwundbarkeit sichtbar werden.

Wir beschlossen, Herrn Heinz zu lockern. Zuerst durfte er in Begleitung von Pflegepersonal außerhalb der Klinik einkaufen und spazieren gehen. In der Lockerungsrunde, wo man diese Frage gemeinsam bespricht, sagte der Oberpfleger: »Er war jetzt ein ganzes Jahr nicht in der Isolierung. Und er grüßt sogar.« Die Arbeitstherapeutin sagte: »Er kommt regelmäßig, manchmal ist er ziemlich nah am Wasser gebaut.« Und ich sagte so etwas wie »reduzierte intramurale Verhaltensproblematik«, »verbesserte Einsicht in die eigene Verantwortung«, »beginnendes kritisches Reflexionsvermögen«, »verbesserte emotionale Stabilität«,

»sinkende sexuelle Ansprechbarkeit« und »abnehmende pädosexuelle Fantasietätigkeit«. Mittlerweile konnte ich diese Sprache sogar sprechen und nicht nur schreiben.

Und das hieß so viel wie: Wir lassen ihn versuchsweise in Begleitung raus, wenn der Chefarzt unseren Papierstapel unterschreibt.

Ab da ging alles glatt. Begleiteter Ausgang, unbegleiteter Ausgang, Urlaub. Keine Vorkommnisse.

Zum ersten Hausbesuch fuhr ich gemeinsam mit dem Oberpfleger in einem kleinen VW Polo der Klinik, den er allein fast vollkommen ausfüllte. Er stieg auf der Fahrerseite ein, schob den Sitz bis zum Anschlag nach hinten, und trotzdem berührten seine Knie fast das Kinn. Er lehnte sich zur Seite und sah halb durch das Beifahrerfenster: »Steigen Sie ruhig ein, einer geht auf jeden Fall noch.« Das war optimistisch gedacht, aber es passte. Wir fuhren vorbei an den alten Garagen der Kleingartensiedlung, bogen auf die Hauptstraße ab und schwiegen.

»Nett, dass Sie sich entschuldigt haben«, sagte er schließlich und schaute weiter geradeaus.

Ich sah ihn von der Seite an. »Ach, na ja. Das war blöd von mir, und beim Patientenquälen habe ich Sie auch noch nicht gesehen. Herr Ascher hatte mir zugesetzt.«

Er lächelte: »Das hat man gesehen. So durch den Wind waren Sie seit Ihrem ersten Tag nicht.«

»Das kommt, weil Sie nicht bei meinen Therapiegesprächen dabei sind. Da könnten Sie mich öfter in dem Zustand bewundern.«

Und dann sprachen wir über den Hausbesuch, und er erzählte mir, was ihm dabei schon alles passiert war. Zu der

Frage: Wer quält hier wen? Er berichtete von betrunkenen Horden auf dem Sofa, der halben Sippschaft im Wohnzimmer, von toten oder halb toten Patienten oder solchen, die schon über alle Berge waren.

Er hatte viel erlebt, also traute ich mich: »Mein Sohn hat so einen komischen Fußballtrainer, schon vierzig und sieht aus wie gerade zwanzig. Ich glaub, der ist ein Pädo. Und jetzt soll da auch noch ein Trainingslager mit ihm stattfinden.«

Er nickte. »Ich war mal mit meiner Tochter auf dem Spielplatz, ist schon ein paar Jahre her, da waren nebenan zwei Männer auf dem Bolzplatz, mit einer Horde Jungs. Ich sage Ihnen, bei denen stimmte was nicht. Man muss die Jungs nicht immer an der Hüfte hochheben …«

»Und, was haben Sie gemacht?«

Er atmete tief ein. »Nichts … außer da nicht mehr hinzugehen. Ich dachte, wahrscheinlich gehört das zu ihrem Job.«

»Ja, das versuche ich mir auch einzureden.«

»Mir ist das danach nie wieder passiert«, unterbrach er mich. »Also ich glaube schon, da war damals was. Ich hätte zur Polizei gehen sollen, irgendwas machen sollen. Hingehen, die ansprechen. Weiß nicht.« Seine Hände krampften sich am Lenkrad fest.

»Ja, aber was hätte die Polizei schon gemacht?« Er bereute es, und ich wollte ihn beruhigen, aber eigentlich verstand ich seine Reue. Wer würde überhaupt etwas tun, wenn nicht einmal wir, die hauptberuflichen Experten, handeln?

»Schicken Sie Ihren Jungen bloß nicht mit. Wir hatten

hier bei uns mal den Kreuzer, der war auch Trainer, ist immer nachts rein in die Baracken. So ein harmloses Babyface.«

Ich atmete tief ein, in meinem Kopf lief die Szene ab: Natürlich sieht man das eigene Kind dort liegen.

»Neurotizismus und Perversion halten jung. Hat mal ein alter Gutachter zu mir gesagt«, fügte er an und lachte.

Das half mir, meine Gedanken zu zügeln.

Als wir bei Herrn Heinz ankamen, klingelte der Oberpfleger und betrat die Wohnung zuerst, neben ihm war ohnehin kein Platz. Er schaute sich genau um, bevor ich hinter ihm hineinging. Herr Heinz begrüßte uns, wir setzten uns nebeneinander auf das rote Sofa mit der Diddl-Maus. Er sah eindeutig jünger aus als Mitte fünfzig. Ich redete, der Oberpfleger schrieb in die Planette.

Auf dem Rückweg in die Klinik dachte ich nach: Es beschützen mich nicht nur meine Ausbildung und all die klugen Gedanken, sondern es ist auch der Schutz dieser Männer, die nicht wie ich ständig therapeutisch denken. Die hinter meiner Tür warten und lauschen, sprungbereit, wenn die Stimmen kritisch laut werden. Die neben mir am Patientenbett stehen und die Bettdecke hochheben. Die eine Ewigkeit bei isolierten Patienten sitzen und schweigen, auch dabei sprungbereit. Und die, wenn es Totmannalarm oder besser Totfraualarm gibt, keuchend die Tür meines Büros aufstoßen und mich mit geröteten Gesichtern und großen Augen ansehen, weil es wieder mal ein Fehlalarm war, ich ganz und gar lebendig von meinem Schreibtisch aufschaue und lächelnd auf mein gerade wie eine Eins stehendes Alarmgerät zeige. Die Spannung weicht dann aus den Gesichtern, gefolgt von mehrstimmigem Schimpfen auf die unzuverlässige Elektronik.

Abends rief Andreas an.

»Weißt du, wegen der Fahrt zu Pfingsten ...«, setzte ich an.

»Hast du die Mail gestern nicht bekommen?«, fragte er. »Der Trainer ist krank, wird wohl erst mal nicht wiederkommen, scheint was Längeres zu sein. Das Trainingslager ist abgesagt.« Mir fiel ein Stein vom Herzen. Kein Trainingslager, keine schwierige Diskussion. Sachen aufzuschieben, kann Vorteile haben.

Für Herrn Heinz folgte eine Begutachtung und noch mehr Erprobung. Wir fühlten uns alle sicher hinter dem Schutzschild der chemischen Kastration, der Androgen-Deprivationstherapie. Bis zu dem Tag, an dem ich mich in seiner kleinen Wohnung am Stadtrand über den Computer beugte, um den Weg zum Landgericht herauszufinden.

Der Anhörungstermin für die Entlassung sollte in nur einer Stunde stattfinden. Nach einer Busfahrt, während der wir beide schwiegen, betraten wir das alte Gerichtsgebäude und suchten in den verwinkelten Gängen unseren Saal. Die Richterin bat mich zuerst herein, der Anwalt stand bei ihr. Beide sahen mich betreten an.

»Es liegt ein neues Ermittlungsverfahren gegen Herrn Heinz vor«, sagte sie leise. »Es besteht der dringende Verdacht, dass er vor einundzwanzig Jahren einen zehnjährigen Jungen sexuell missbraucht und ermordet hat. Die Beweislage ist ziemlich eindeutig. Wir verschieben den Termin. Er wird zuerst vor den Ermittlungsrichter geführt.«

Er war ein *cold case,* ein ungelöster alter Fall. Und er war nun aufgeklärt worden.

Ich suchte den Blick der Richterin und war wie vom Donner gerührt. Wahrscheinlich habe ich »Aha« gesagt. Und den Rest bekam ich nur noch wie aus weiter Entfernung mit. Zwei Justizbeamte raunten: »Herr Heinz, bitte folgen Sie uns.« Ein Aufschrei, der Anwalt sprach auf ihn ein, ein dumpfer Schlag, er lag auf dem Boden und stöhnte. Ich sah von hinten die Kabelbinder, die seine Handgelenke fixierten. Dann half ihm rechts und links ein Beamter auf, und sie brachten ihn weg. Und da dachte ich daran, wie ihm der Schweiß über den Nacken gelaufen war. Er hatte es die ganze Zeit in seinem Kopf getragen. Jahr für Jahr. Tag für Tag. Wann immer wir gesprochen hatten. Bis zu diesem Moment. Das war kein Film, kein altes Schauspiel in Endlosschleife.

»Immer dachte ick, jetzt holen se mir«, das waren seine Worte. Ich sah an mir herab, auf meine Hände, drehte sie zu mir und starrte auf meine Handflächen.

Er wurde zu lebenslanger Haft verurteilt.

Ich habe ihn nicht wiedergesehen.

Bad or mad

Ines schenkte mir zu Weihnachten ein Buch, sie war berüchtigt für ihre Geschenkauswahl. Ich wickelte das kleine Paket aus, nachdem wir »Stille Nacht, heilige Nacht« gesungen hatten und die Kinder mit ihren eigenen Geschenken beschäftigt waren. Es war ein kleiner, in lindgrünes Leinen gebundener Band, antiquarisch. Michel de Montaigne, stand in goldenem Prägedruck vorn drauf und darunter »Essais«. Sie saß neben mir auf dem Sofa, sah mich erwartungsvoll an, und ihr Bein zuckte nervös: »Erinnerst du dich, erinnerst du dich daran?!«

Meine Erinnerung war nicht so alt, und sie war unangenehm gewesen, als mir der Chefarzt die Lektüre empfohlen hatte. Die konnte sie aber nicht meinen, sie war bei der Visite ja nicht dabei, und ich hatte niemandem davon erzählt. »Nein … äh … Ist das ein Gedächtnistest?«

Jetzt war sie verwirrt. »Hä? Ein Gedächtnistest? Brauchst du so was? Aber nein, das ist eins von den zwei Büchern.« Sie nickte und hob ihre Augenbrauen bedeutungsvoll in die Höhe. »Oh Mann. Erinnerst du dich nicht?«

Ich hatte einfach immer dieselben Probleme. »Nein, ich erinnere mich nicht.«

»Opa hat damals gesagt: Ihr müsst nur zwei Bücher im Leben gelesen haben. Die *Essais* von Montaigne und *Gargantua* von Rabelais.«

»Ach so?!«

»Ja, ich habe es mit *Gargantua* versucht, und das ging gar nicht. Es war schlimm. Ich hab's einfach nicht kapiert. Diese Sprache ... schrecklich!«

»Und jetzt soll ich es hiermit versuchen?«

»Ja! Und dann kannst du mir erzählen, wie es war!«

Gerade wollte ich zu Fragen dieser Verantwortungsverteilung anheben, da wurden wir von Max unterbrochen. Er hatte sein Geschenk ausgewickelt und brauchte Hilfe. Also baute ich in der nächsten Stunde einen Lego-Bionicle-Totenkopfstürmer mit Maskenabwurffunktion auf. »Schlage die Masken von Keerakh und Terak mit den Hakenäxten ab«, las ich auf der Anleitung. Aha. Und ich soll außerdem noch mehr Gerätschaften kaufen: den Guurahk und den Hüter des Feuers und natürlich Pohatu, den Meister des Steins. Na klar.

Max kannte alle diese Wörter, er redete von Mata Nui und Pohatu Meister. Ich verstand nicht allzu viel, außer dass es sich um etwas Begeisterungswürdiges handelte. Ich musste das auch nicht, denn ich war nur für Hilfsarbeiten zuständig. Legoteile sortieren und zum richtigen Zeitpunkt reichen wie die OP-Schwester das Skalpell. Und am Stirnrunzeln erkennen, dass ich mich geirrt hatte, und den richtigen Stein suchen.

Am zweiten Weihnachtstag ging ich wieder arbeiten. Max war bei Andreas, und ich hatte nichts gegen die Arbeit an Feiertagen. Durch die stillen Gänge lief ich zu meinem

Büro, die Pflege war nur in Minimalbesetzung anwesend, und es gab keine Therapien. Die Patienten duckten sich in ihren Zimmern weg vor dem unerfüllbaren Weihnachtsdruck nach Liebe, Familie und Gemeinschaft. Nur selten bekam jemand über die Feiertage Besuch.

In der Ecke des Stationsflurs blinkte ein Plastikweihnachtsbaum mit blauen Lichtern und auf dem Fensterbrett des Pausenraums standen Strohsterngestecke. Ich hielt mein Zimmer frei davon. Im ersten Jahr hatte ich es mit Deko versucht. Aber hier passte das nicht. Es war, als ob der umliegende Raum umso grausamer als Gefängnisloch hervortrat, wenn man Weihnachtsklimbim hineinstellte. Als ob der abblätternde Ölsockel, die Gitter, Schlösser und der Natodraht umso deutlicher sichtbar wurden.

So setzte ich mich in mein weihnachtsfreies Arbeitszimmer, machte den Computer an und legte meine Füße auf den Schreibtisch. Der Bürostuhl rollte weg, und ich fing mich gerade noch so auf, als aus meiner Jacke ein kleiner gelber Legostein fiel. Ich lachte und legte ihn vor mir auf den Tisch. Manchmal kam ich mir in meinem Leben vor wie eine Reisende. Es gab diese Weihnachtskinderwelt, die Schwesternwelt mit all den gemeinsamen Erinnerungen, die schmerzhafte Andreas-Welt und diese Welt der Klinik.

Hier war ich gelandet und fühlte mich zu Hause.

Die Klinikwelt setzt sich aus Unterwelten zusammen, durch die ich jeden Tag wanderte wie durch eine weite Landschaft. Das Land der Pflege, das aus vielen Köpfen besteht. Die meisten dort hatten früher einen anderen Beruf, waren einmal Erzieher, Maurer oder Pionierleiter gewesen.

Die Pfleger achten für gewöhnlich sehr auf die Regeln, sind oft misstrauisch, und manchmal glauben sie, dass ihre Meinung doch nicht zählt. Dann die Welt der Spezialtherapeuten, die Musik und Beschäftigungstherapie anbieten, in dieser alten Klinik hatten sie ihre Räume im Keller und hielten die Regeln nicht so streng ein. In ihrem Urteil sind sie generell eher vorsichtig. Die Sozialarbeiter hingegen fliegen über die Stationen wie Zugvögel, die ihren Schwarm verloren haben. Sie sind überall und nirgends ganz zu Hause. Über allen thront die weiße Welt der Organmediziner, daneben oder darunter, je nach Sichtweise, die schwarze der Juristen. Beide Berufe denken gern in Kategorien. Schwarz – weiß, schuldig – unschuldig, krank – gesund. Krank und unschuldig oder gesund und doch schuldig? Immer ist ihr Urteil folgenschwer, und manche sind beseelt von der eigenen Wichtigkeit. Sie müssen nicht andauernd in Prozessen denken wie ihre Kollegen in der Psychotherapie. Das macht mich bis heute manchmal neidisch. Und Neid weist auf eine unerfüllte Sehnsucht hin. Vielleicht ist es bei mir die Sicherheit? Mein Beruf lehrt vielmehr Demut, ich throne über niemandem. Nicht mal auf meinem Bürostuhl.

Jedenfalls sind es viele kleine Parallelwelten, mit eigener Sprache, eigener Art zu denken und dem eigenen Blick auf die Welt. Nicht nur ich, sondern alle wollen »bessern« und »sichern«, auf ihre jeweils eigene Weise, wie Zahnräder, die ineinandergreifen sollen.

Zwischen den Jahren lief die Klinikmaschine nur mit viertel Kraft.

Mein Postfach war feiertagsleer, ich holte mir aus dem leeren Sekretariat einen Tee, setzte mich korrekt auf meinen ergonomischen Schreibtischstuhl und zog eine Ermittlungsakte der Staatsanwaltschaft aus dem Schrank. Frau Radtke hatte sie kopiert, denn unter normalen Umständen hatte ich nie die nötige Zeit, um lang genug darin zu lesen. Das verschaffte mir nun Luft.

Ich blätterte auch das Gutachten von Herrn Knauf auf. Er war vor Kurzem aus der Haftanstalt gekommen. Ich könnte in Ruhe mein Erstgespräch vorbereiten. Verurteilt war er wegen Vergewaltigung und sexuellen Missbrauchs. »Dissexualität« las ich, »Persönlichkeitsstörung mit Depressivität, Dissozialität und Selbstunsicherheit«. Der Gutachter hieß Dr. Schnaub, das sagte mir nichts.

Ich atmete tief aus. Dissozialität und selbstunsichere Persönlichkeitsstörung. Das ist ungefähr so schlüssig wie nasses Feuer. Und den Begriff »Dissexualität« hatte ich sowieso gefressen.

Jemand muss sich das Wort ausgedacht haben. Vor dieser Wortneuschöpfung sagte man kurz: sexuelle Gewalt. Nur hört sich »Dissexualität« natürlich an, als wäre es eine Störung, eine Krankheit. Der hat halt vergewaltigt, weil er leider dissexuell ist. Irgendwas mit seiner Sexualität stimmt eben nicht. Das klingt plausibel, ist aber eine Pseudoerklärung für: Er hat vergewaltigt, weil er sexuelle Gewalt angewandt hat.

Nun, ist das Wort erst in der Welt, wird es auch gebraucht, meist mehr schlecht als recht. Hier von Dr. Schnaub. Ich suchte umsonst nach einer Diskussion seiner Diagnosen und ahnte schon, mit der Beurteilung würde ich Probleme am Hacken haben. Ganz unweihnachtlich.

Nach der Mittagspause stand Herr Knauf bereits im Flur und wartete auf mich. Er trug eine ausgewaschene Jeans, die hoch in der Taille saß, und eine braune Vokuhila-Frisur, als wäre er geradewegs aus den Achtzigerjahren herausgefallen. Ich schloss die Stationstür auf, um mit ihm in mein Büro zu gehen. Er ergriff, hinter mir stehend, die Klinke, um die Tür zu öffnen. Danach schloss er sie wieder und trat zur Seite, damit ich abschließen konnte.

Also: Wie geht es Ihnen? Gibt es Fragen zur Unterbringung? Wie sieht der Plan für die kommenden Wochen aus? Zunächst fiel mir auf, dass Herr Knauf, abgesehen von der Frisur und der Hose, ein durchaus attraktiver Mann war mit noch immer athletischer Figur.

Im Allgemeinen waren, wie ich fand, meine Patienten krumm und schief gewachsen, man sah ihnen ihr schweres Schicksal meist an. Und das der Menschen, die ihnen ausgeliefert waren, gleich mit. Bei ihm war das anders. Hätte man die Haare abgeschnitten, wäre er glatt als Vertreter der bürgerlichen Mitte durchgegangen. Und er beherrschte einige Umgangsformen.

Ihm gehe es gut, er sei ja sonst immer in Haft gewesen, und das sei schon anders hier, viel mehr Freiheiten. Telefonieren, Besuch, Einschluss nur nachts.

Es schien ihm zu gefallen.

»Gut«, sagte ich. »Worüber möchten Sie mit mir sprechen?«

Eine nicht ganz unproblematische Frage, so direkt am Anfang. Viele können darauf nicht antworten. Er saß aufrecht, und seine Augen waren selbst in dem dunklen Büro so blau, dass ich mich einen Moment fragte, ob er wohl gefärbte Kontaktlinsen trägt. Er beobachtete mich, und ich bemerkte, dass er um die Wirkung seiner Augen wusste.

Er seufzte. »Ich weiß, dass ich in meinem Leben anderen viel Ärger gemacht habe … Ich denke, durch meine Kindheit war das ein Stück vorprogrammiert. Sie haben es bestimmt schon gelesen: Kriminalität wird in meiner Familie vererbt.« Er lächelte mich an und sah dann auf die Tischplatte.

Hatte ich nicht, aber egal.

»Ich brauche Hilfe, ich werde älter. So kann es nicht weitergehen. Sonst lande ich noch im Gefängnis in der Seniorenabteilung.« Ich stellte ihn mir am Rollator auf dem Gefängnisflur vor und war amüsiert.

»Das stimmt allerdings«, sagte ich.

»Ich weiß ja nicht, wie das geht. Hab ja noch nie Therapie gemacht. Aber ich muss mich mit den Ursachen beschäftigen und meiner Kindheit. Das ist wahrscheinlich nötig.«

Ich nickte.

»Es muss jetzt endlich was anders werden bei mir«, fügte er an.

Auch da hatte er recht.

Ich sah auf meine Wanduhr und beendete das Gespräch. Er war mir nicht unsympathisch, er schien eine erste Bilanzierung vorzunehmen. Daher kam der Gutachter vielleicht auf die Depressivität.

Nach Weihnachten sagte der Oberpfleger im Vorbeigehen zu mir: »Ganz okay, der Neue, macht erst mal keinen Ärger.«

In der folgenden Woche wollte ich seine Anamnese erheben. »Ich würde Sie gern heute zu Ihrer Lebensgeschichte befragen«, sagte ich.

Er setzte sich und begann von selbst zu sprechen. Sein Vater hatte ständig im Gefängnis gesessen und sein Onkel auch, und ein Cousin war in einem anderen Maßregelvollzug untergebracht. Er hatte seine Kindheit in verschiedenen Heimen verbracht. Und er hatte gelernt, was er sich nicht nimmt, bekommt er auch nicht. In seiner Jugend steckte ihn der Vater eine Weile in irgendeine rechte Sturmtruppe, sie robbten in Tarnkleidung durch den Wald und übten Krieg. »Ich war lange Zeit der Kleinste und zu schwach, um mich zu wehren«, sagte er.

Gewalterfahrungen also.

Die Raubüberfälle beschrieb er mir als heldenhafte Robin-Hood-Aktionen. Er wollte auch ein »Guter« sein. Sie hätten einen Tipp bekommen und seien in die Villa eingebrochen. Mit Werkzeug und schwarzen Masken, man benutze heutzutage keine Feinstrümpfe mehr, sondern Skimasken.

»Die hatten genug für alle da«, sagte er. Den Bewohner fesselten sie auf einem Stuhl, und seine Augen leuchteten. Adrenalin.

Da war es schon vorbei mit dem Gutseinwollen. Die Vergewaltigung, das war seine damalige viel jüngere Partnerin. »Aber verstehen Sie: Sie hat nicht Nein gesagt, und nach einem Streit ging es bei uns öfter mal hoch her. Die Anzeige hat ihr leidgetan. Ich nutze nur Möglichkeiten, mehr nicht«, sagte er. »Das war ein Rat meines Vaters: Nutze die Gelegenheit, sie kommt nicht wieder.« Es sind die dissozialen Väter. Ein ewiges Problem, dachte ich.

Opfer gab es in seiner Welt nicht.

Ich entließ ihn, es gab noch genug Zeit, alles Weitere zu besprechen.

Beim nächsten Termin wollte ich über Sexualität sprechen. Mal gucken, was hinter der »Dissexualität« so zum Vorschein käme.

»Wann begann bei Ihnen die Pubertät?«, fragte ich. Der Einstieg über eine allgemeine Frage zur körperlichen Entwicklung erleichtert das in der Regel. Er saß seitlich auf seinem Stuhl, dann lehnte er sich etwas zurück und ließ sein rechtes Knie zur Seite fallen. Ich musste zwangsläufig zwischen seine Beine sehen.

»Na, ich glaube, so mit zwölf oder dreizehn«, sagte er, »da fing das mit den Haaren an und ich hatte den ersten feuchten Traum.«

Etwas an der Art, wie er das Wort »feucht« aussprach, war mir unangenehm. Vielleicht war es eine Millisekunde zu sehr in die Länge gezogen.

An die Erhebung der Sexualanamnese hatte ich mich über die Zeit überhaupt erst heranarbeiten müssen. Verschämtes katholisch-protestantisches Sprechunvermögen. Anfangs benutzte ich dafür einfach einen Fragebogen, aber dann besuchte ich einen Workshop über Sexualanamnese. Eine Aufgabe war es, zehn verschiedene Wörter für das männliche Sexualorgan zu finden. Penis, Schwanz, Lustschwengel, Drachen. Da hörte es schon auf. Dankenswerterweise stellten sich die anderen Kollegen ähnlich blöd an wie ich. Es ging darum, eine eigene Sprache für Sex zu finden, die in eine neutrale Umgebung passt. Meine ist viel förmlicher.

»Und Ihre ersten sexuellen Erfahrungen?«, fragte ich also weiter.

»Na eigentlich hab ich mir ja schon mit acht einen runtergeholt, da im Heim mit den Jungs. Ist doch normal.«

»Was meinen Sie damit, sich einen runterholen, in dem Alter?«

»Na sich gegenseitig da rumfummeln, 'n Steifen kriegen, das ging schon, Kinder machen das doch. Da war einer, der war älter, und der hat es den Jüngeren gezeigt.«

Kinder haben Sexualität, aha. Und seine eigenen Erfahrungen? Wurde er sexuell missbraucht?, fragte ich mich und stockte einen Moment.

»Mit den Mädchen nachher war's aber interessanter. Das dauerte noch 'n bisschen, aber dann ging's richtig los. Wir haben gevögelt, was das Zeug hielt, die Mädels im Heim waren ja immer bereit. Haha, wie der Pioniergruß, kennen Sie den noch?«

Er rieb sich mit beiden Händen über die Oberschenkel.

Wo bitte, fragte ich mich, hat der seine Selbstunsicherheit versteckt? Kann er die mal rausholen? Ich hätte gern etwas davon gesehen hier am Tisch, auch von der depressiven Seite, das würde mir die Sache erleichtern. Und wo wir dabei sind, eine Prise Scham würde mir auch entgegenkommen.

Herr Knauf war weit davon entfernt und bester Stimmung. Er sah mir in die Augen, ohne einen Hauch von Unsicherheit erzählte er von seinen Eroberungen. Daneben hatte er auch Partnerschaften, längere sogar. Dann kam die Trennung von seiner letzten Partnerin Sabrina, und er schwenkte unvermittelt um.

»Das Mädchen wollte das doch auch, ich hab sie nicht gezwungen. Hab ihr nur ein Angebot gemacht. Sie hat ja auch eine Weile abgelehnt. Gewalt war da nicht im Spiel.«

Ich hatte ihn nicht nach dieser Straftat gefragt. »Warum erzählen Sie mir das?«, fragte ich. Natürlich blöd, ihm diese Frage zu stellen.

Er bemerkte es sofort.

»Sie müssen doch sicher alles sehr genau wissen darüber«, und ohne Pause: »Früher war das doch viel normaler alles, da ging keiner in den Knast dafür. Das Mädchen war doch kein Kind mehr. Wissen Sie, wie die Dreizehnjährigen heute aussehen? Wie früher die Zwanzigjährigen! Die hat doch richtig mitgemacht. Und die hat mich angelogen, hat gesagt, sie ist siebzehn. Hätte ich das gewusst, hätte ich doch niemals ...«

Ich hatte nicht nur Sexualanamnese gelernt bis dahin. Auch den neutralen Gesichtsausdruck beizubehalten und die eigenen Gefühle zu verbergen. Ekel, Wut, Entsetzen – das bleibt im Inneren, wenn es irgendwie geht.

Einen Atemzug lang überlegte ich, ihn zu unterbrechen, aber ich entschied mich dagegen. Ich sollte besser wissen, was in diesem Menschen vorging.

Das Mädchen lebte allein mit ihrer Mutter in der Nachbarwohnung, die Frau war nur fünfzehn Jahre älter als ihr Kind. Und sie bestrafte es streng, auch mit Taschengeldentzug: Hat das Kind kein Geld, hat das Meerschweinchen kein Futter. Das Tier hieß Miffy. Dem Nachbarn mit den blauen Augen, der manchmal bei der Mutter über Nacht blieb, hatte sie ihr Leid geklagt, und er machte ihr das Angebot. Nach drei Tagen stimmte sie zu. Sexueller Missbrauch.

Gekauft für zwanzig Euro. Mit dem Geld war sie in den Tiermarkt gefahren. Die Mutter erzählte es in der Zeugenvernehmung.

»Und dann habe ich gesagt, sie soll ihre Beine breit machen und dann hat sie posiert, sage ich Ihnen. Da war doch bestimmt schon einer vor mir dran.« Die Aufnahmen hatte Herr Knauf im Darknet verkauft. Ich sah auf seinen Haaransatz. Es schien ihn zu erregen, mir diese Details zu erzählen. Sein Gesicht war gerötet und er hatte seine schmale Oberlippe geleckt, während sich weiße Fäden in seinen Mundwinkeln bildeten.

Er widerte mich an.

Als er draußen war, fühlte ich mich beschmutzt. Ich machte mir ein paar Notizen. »Dissozialer Verhaltensstil, Dickfelligkeit, chronisch untererregt, Tendenz zu unmittelbarer Bedürfnisbefriedigung, Impulsivität, Mangel an Reue und Schuld, impulsive und instrumentelle Gewalt. Sexualität bindungslos, verwahrlost.« Ekel in sachliche Worte fassen hilft jedenfalls. Dann ging ich mir die Hände waschen.

Er hatte sich offensichtlich genommen, was immer er gerade brauchte, was immer es andere kostete. Sex, Geld, Ware. Was anderen Angst machte oder Abscheu einflößte, schien ihn gerade erst in Fahrt zu bringen. Was sollte bloß der Blödsinn mit der selbstunsicheren Persönlichkeitsstörung und der Quatsch mit der Dissexualität? Er litt unter chronischer Langeweile, und er tat sein Bestes, um dem zu entkommen. Er hatte eine handfeste dissoziale Persönlichkeitsstörung. Die zeigte sich im ausbeuterischen Umgang mit Menschen. Für seine Taten war er manchmal ins Gefängnis gegangen, manchmal nicht. Mal hatte es sich aus seiner Sicht gelohnt, mal nicht. Bis er in die Klinik kam, hatte er es sich, soweit ich das sah, ganz gut gehen lassen. Sex, Reisen, Geschäfte. Und sexuell gesehen mochte er Männer, Frauen und Jugendliche ab der Pubertät, ganz eindeutig.

Ist das eine Krankheit, wegen der man eine Dreizehnjährige vergewaltigt? Oder überhaupt irgendjemanden?

Ich fragte den Oberpfleger, was er über ihn denkt. »Der ist aalglatt«, sagte er. »Irgendwie sympathisch, aber nicht zu fassen, er glitscht einem aus der Hand, und niemand auf der Station widerspricht ihm, selbst der aufgepumpte Schulze nicht.«

»Herr Knauf, mir fiel auf, dass Sie erregt waren, als Sie mir von der Straftat erzählten. Als ob Sie über etwas sehr Aufregendes geredet hätten«, sagte ich beim nächsten Gespräch zu ihm und er widersprach mir nicht. Offensichtlich fühlte er sich nach ein paar Wochen etwas sicherer. Langsam antwortete er: »Gefällt Ihnen das denn nicht?«, und schon wieder zog er den Satz merkwürdig in die Länge. »Darüber sollen wir hier doch reden. Ich möchte doch mit Ihnen eine ... die Straftaten aufarbeiten.«

Ein kleines Lächeln erschien auf seinem Gesicht. Ich sah ihn an, und ich sah, dass er es sah. Die Ohnmacht. Meine Beine waren aus Blei. Er kontrollierte mich. Es erregte ihn.

Es war nur ein Moment, ein halber Augenaufschlag, bevor ich sagte: »Sie gehen also davon aus, dass andere Menschen Vergewaltigung ebenso normal finden wie Sie selbst?« Ich war professioneller. Aber es gab diese halbe Sekunde zwischen uns, und sie wirkte.

»Ich erzähle Ihnen gern alles über die Straftaten. Dafür

werden Sie schließlich bezahlt«, sagte er ohne Regung, und ich antwortete: »Bis zum nächsten Mittwoch dann, Herr Knauf.«

Wie lange kann man diesen Beruf ausüben, ohne verbittert, paranoid und unglücklich zu werden?, fragte ich mich und sah eine Weile auf meine kleine Postkarte der Pietà von Michelangelo. Ihre zarte Schönheit hatte mich immer getröstet, aber jetzt dachte ich, sie ist einfach zu schön, um wahr zu sein. Möchte ich das hier? Mit solchen Menschen in deren Wirklichkeit rumfuhrwerken? Ich war am Tag zuvor mit der Straßenbahn gefahren. Ein kleines Mädchen weinte, die stark geschminkte Mutter starrte teilnahmslos auf ihr Handy. Warum hat sie es nicht getröstet? Wer darf eigentlich alles Kinder haben und seine eigene Zerstörung einfach weitergeben? So wird das Kind zu leichtem Futter für den Mann, der aus allem ein Geschäft macht. Vielleicht sollte ich diesmal mit dem Chefarzt sprechen?

Ich stand auf und ging durch den schmalen Gang zu seinem Büro. Im Vorzimmer sah Frau Radtke mein Übel und kündigte mich bei ihm an. Mit einem kurzen Nicken wies sie mich in sein Zimmer. Er blätterte abwesend in einer Akte, ich sah mich um. Kein Bild hing da, es gab keine Pflanze, kein Foto. Was für ein Mensch ist dieser Mann? Er hob fragend seine buschigen Augenbrauen, seine Wangen hingen traurig herab. Er hatte mir nach dem Suizid von Herrn Ascher nicht helfen können, und nun zweifelte ich, ob das hier eine gute Idee war.

»Herr Knauf macht mir das Leben schwer. Er genießt es, dass ich ihm zuhören muss, und ich weiß eigentlich nicht, was ich an ihm therapieren soll.«

Er nickte. »Knauf fällt in die Kategorie der Unkranken«, sagte er und sah mich an, als müsste mir das etwas sagen.

»Hm«, fügte er hinzu, als ich ihn fragend ansah. »Der ist dissozial. Wer war der Gutachter? Der Schnaub. Na ja. Die dissoziale Persönlichkeitsstörung kann eine Krankheit sein oder nicht. Man kann die Diagnose haben und nicht krank sein, also unkrank sein.«

Mit Diagnose gesund. Das ist doch mal was, dachte ich.

Er fuhr fort: »Die Faustregel ist: Rechnet sich das kriminelle Verhalten für den Täter, ist er mit der Persönlichkeitsstörung gesund. Rechnet es sich nicht, ist er krank. Und dann noch der Quatsch mit der Dissexualität. Na ja.«

»Wie soll man entscheiden, ob sich die Vergewaltigung eines Kindes rechnet?«

»Sehen Sie sich mal die ganze kriminelle Geschichte an und dann sprechen wir uns noch mal. Ich glaube, Sie haben einen guten Ansatz.« Hatte ich da so etwas wie Wertschätzung vernommen? So ein kleines, indirektes »Gut, dass Sie da sind«? Nach Jahren der Arbeit?

Am nächsten Tag fragte ich in der Supervision nach, wer Erfahrung mit Dr. Schnaub als Gutachter hat. Er stellte sich als gefürchteter Mann heraus. Ein paar Kollegen stöhnten vernehmlich auf. Man erkenne ihn an den Diagnosen, die er stellt. Sich bei bester seelischer Gesundheit befindliche, kraftstrotzende Kriminelle bedenke er mit drei- bis vierfach kombinierter Persönlichkeitsstörung, gern auch mit Dissexualität, wenn es irgendein Problem mit Sex gibt, und weise sie – zack! – in den Maßregelvollzug ein. Dort würden sie dann über Jahre wegen ihrer Gesundheit unbehandelbar herumsitzen, Privilegien gegenüber dem Alltag in einer

Haftanstalt genießen und die Mitarbeiter in den nervlichen Ruin treiben.

Ich war also nicht die Einzige mit dem Problem.

Dr. Schnaub selbst hatte noch nie im Gefängnis oder im Maßregelvollzug gearbeitet. Wie eigentlich nur wenige der grau melierten Gutachterherren mit Universitätskarriere und beeindruckendem Titel vor dem Namen jemals selbst länger forensische Patienten behandelt hatten. Der Aufwand ist ja auch hoch, man könnte dabei gelegentlich am Leben verzweifeln. Der verbreitete Mangel an eigener Behandlungserfahrung tat der Urteilsfreudigkeit im Allgemeinen aber keinen Abbruch. Und so hatte Dr. Schnaub Herrn Knauf mithilfe von einhundertachtzig Gutachtenseiten zu uns in die Klinik geschickt.

In meinem nächsten Gespräch mit Herrn Knauf tat ich so, als wäre nichts gewesen, was sollte ich auch sagen. Stattdessen fragte ich ihn, was er von seiner Diagnose hält. Er sagte: »Herr Dr. Schnaub war nett. Er hat gesagt, dass ich wirklich in einer Krise war.«

»In welcher Krise?«, bohrte ich nach.

»Ja, sehen Sie doch … Kurz bevor das passiert ist, hat mich Sabrina verlassen. Ich war fix und fertig.«

»Aha«, sagte ich, »letztens haben Sie mir noch erzählt, dass es ein Geschäft war.«

»Das stimmt auch«, sagte er, »es war ein Geschäft wegen einer Lebenskrise.«

»Also ging es Ihnen danach besser?«

Er schwieg, ich schwieg und ich fragte mich, was wir hier eigentlich reden.

Am Samstag lief ich in der Früh meine Runden um den See. Obwohl im Sommer hier die Hölle los war, begegnete ich fast niemandem. Meine Beine bewegten sich von allein, ich hörte nur das Knirschen des Schotters unter den Schuhen. Kleine, messerscharfe Steinchen, die sich in das Fleisch hineinschneiden, wenn man stürzt. Der See lag wie geschmolzenes Blei in der kalten Morgensonne.

In mir stieg eine Wut auf. Ich soll also Herrn Knauf behandeln. Was an ihm, in Gottes Namen? Und wer bestimmt das eigentlich? Gibt es eine Therapie, mit der man brutale Rücksichtslosigkeit heilen kann, selbstgefällige Überheblichkeit, kriminelle Identität, Mitleidlosigkeit? Ist die Ich-nehme-mir-was-ich-brauche-Haltung eine Krankheit, der man beikommen kann? Was ist mit der Lust an der Geschäftemacherei mit allem, und sei es mit Kindervergewaltigung, was ist mit der Ich-bin-der-böse-Junge-und-mag-mich-trotzdem-Attitüde? Muss man jemanden davon kurieren oder muss er sich selbst dagegen entscheiden? Ist er krank oder ist er frei? Herrn Knauf heilen? Dieser verblödete Gutachter soll das erst mal selbst ausprobieren, einen kerngesunden Kriminellen zu heilen, wenigstens ein einziges Mal, bevor er anderen, zum Beispiel mir, so etwas überantwortet. Herr Dr. Schnaub! Ich verurteile Sie zu fünfzehn Jahren Therapie Ihrer eigenen Gutachtenprobanden unter hochgesicherten Bedingungen, ohne Lockerung, mit täglichen Einzelgesprächen und monatlicher Abrechnung des therapeutischen Erfolges.

In Rekordzeit hatte ich den See umrundet. Der Körper lief wie eine geölte Maschine, nur die Seele wollte nicht mit. Ich nahm die nächste Anhöhe und lief schneller, bis Beine und Lunge schmerzten und ich nicht mehr denken konnte. Zu Hause duschte ich und drehte das Wasser kalt. Man kann nicht wütend und trübsinnig sein, wenn man unter zehn Grad kaltem Wasser steht. Das ist sehr praktisch.

Dann rief ich Dr. Holz an. »Er macht Sie zu seinem Opfer, er nutzt Ihre Zwangslage. Vielleicht geht Ihnen auch gerade die Kraft aus, kein Wunder. Fahren Sie doch mal zu einem Kongress oder einer Fortbildung und treffen Sie ein paar andere Leute, ruhig weiter weg. Fahren Sie in die Berge oder an die See.«

Alles klar. Mir schien das eine etwas banale Lösung. Aber ein paar Tage würden schon gehen. Max und Andreas kämen ein paar Tage ohne mich zurecht, Katinka würde zu meiner Schwester gehen und vor allem, ich müsste nicht mit Herrn Knauf sprechen.

Ich suchte im Internet nach malerischen Tagungsorten und meine Wahl fiel auf den Weltkongress eines psychoanalytischen Berufsverbandes in Venedig. Was für ein schönes, beruhigendes Wort, »Weltkongress«. Für vier Tage fuhr ich auf eine der vor Venedig gelegenen Inseln. »Die Klinik bezahlt Ihnen das Hotel«, hatte der Chefarzt nach der Visite generös fallen lassen.

Morgens um sechs Uhr stieg ich aus der Flughafenfähre und lief über den menschenleeren Markusplatz, kein Rollkoffergrollen hinter und vor mir, nur ein paar Tauben und ein rosafarbenes Licht, das nicht zu Verbrechen passte. Nach einigem Suchen fand ich mein Hotel, eine weiß-goldene Pracht am Campo San Polo. Mein Zimmer war klein und dunkel. Das quadratische Fenster führte in einen Lichthof, und die Geräusche aus der Küche hallten nach oben.

Ein ganzes Tablett dünnwandiger Gläser fiel jemandem aus der Hand, als ich eintrat. Und dem hellen Klirren folgte ein lang anhaltendes italienisches Fluchen, das mich mit der Schönheit um mich herum versöhnte.

Der Weltkongress stellte sich als eine Ansammlung freundlicher britischer Psychoanalytiker heraus. Sie waren sehr gebildet und hatten ein Händchen für gute Kongressorganisation. Das Büfett und der Ausblick auf die Lagune waren atemberaubend. Ein ganzer Hauptvortrag bestand nur aus Transkripten von Psychotherapiesitzungen mit einer psychisch kranken Straftäterin, die ihr Baby vergiftet hatte. Ich merkte: Alle kochen nur mit Wasser und ringen um Verständnis für das Unvorstellbare, Grauenhafte.

Abends trafen sich die Teilnehmer in einer Kongresstherapiegruppe unter Leitung eines bedeutenden Gruppenpsychoanalytikers. Mein Englisch war halbgar und ich verstand nur die Hälfte, aber ich war trotzdem begeistert. Das hatte ich in Deutschland noch nie erlebt: eine Kongresstherapiegruppe, in der man über seine Erwartungen, Gefühle und freie Assoziationen zum Thema redete.

Am nächsten Tag sprach Bill Smith. Ein alter, weißhaariger Psychologe, der seit gefühlten einhundert Jahren Sexualstraftäter behandelte und immer neue Behandlungskonzepte entwarf, als wäre er nicht schon weit über achtzig. Ich ging in seinen Workshop.

Er lachte viel und erzählte von seinen Behandlungsfehlern und den Patienten. Er liebte sie. Und dann sagte er: »Wer anderen Menschen beibringen will, wie man Grenzen einhält, muss erst einmal seine eigenen kennen«, und nach bedeutungsvoller Pause, »und einhalten.« Alle lachten.

Er zitierte Michel de Montaigne: »Man kann auch durch Rückwärtsgehen siegen.«

Okay, dachte ich, das ist nun die dritte Begegnung mit Montaigne und die vertrauenswürdigste. Ein Wink mit dem Zaunpfahl, das Universum hat gesprochen, Christiane. Vielleicht solltest du es doch lesen?

Dann wurde über Grenzen der Behandelbarkeit von Straftätern gesprochen. Dissozialität und Narzissmus, man nennt es »maligner Narzissmus«. »Versuchen Sie es, wenn Sie Hoffnung haben, aber lassen Sie sich nicht quälen. Der Patient weiß, dass auch Sie gezwungen sind. Die Mauern und der Stacheldraht gelten für beide Seiten. Nutzen Sie die Freiheit, Nein zu sagen. Achten Sie auf sich selbst!«

Ich flog zurück, in entschieden besserer Verfassung. Herr Knauf war nicht krank, und Krankheit wäre wohl noch immer die Voraussetzung für eine Therapie jeder Art. Wenn jemand meinte, er gehöre in ein Krankenhaus, und durch Psychotherapie wäre an ihm irgendetwas zu ändern, dann irrte sich dieser jemand. Der Begriff der Persönlichkeitsstörung ist dehnbar, sie zu diagnostizieren Ansichtssache.

Die Gruppe der sexuellen Missbrauchstäter ist eine bunt gemischte Truppe. Nur weil das Opfer ein Kind ist, heißt das nicht, dass bei allen eine Störung der Sexualpräferenz vorliegt. Ein beachtlicher Anteil gesunder, volljähriger, waschechter Heterosexueller missbraucht Kinder. Zum Beispiel, weil sie gerade die Gelegenheit haben oder gern Macht ausüben oder immer wieder einen neuen Kick brauchen, wie Herr Knauf. Es ist nicht jeder, der Kinder missbraucht, ein Kranker. Bei Weitem nicht. Und umgekehrt gibt es eine ganze Menge Pädophile, denen man ordentlich eine Diagnose geben könnte, die aber niemals in ihrem Leben einem Kind etwas zuleide tun.

Ich ging mit meinen Erkenntnissen über Herrn Knauf zum Chefarzt, und er stimmte mir zu.

»Wir werden das gut begründen müssen, denn Herr Dr. Schnaub wird sicher zum Anhörungstermin geladen werden, und Herr Knauf ist ganz gern bei uns, soweit ich das sehe.«

»Das stimmt. Er hat ja auch die ganze Station im Griff. Kein Patient muckt gegen ihn auf, und er hat hier viele Vorteile: Er ist zum Bespiel nicht ewig im Einschluss wie im Knast, er kann so lange telefonieren, wie er will«, sagte ich.

Er nickte: »Schreiben Sie die Stellungnahme entsprechend und dann bekommen wir das hin.«

So bestärkt konnte ich Herrn Knauf entgegentreten.

»Ich halte Sie nicht für krank und auch nicht für therapiebedürftig. Sie konnten sich entscheiden, das Kind zu erpressen, und Sie haben es getan. Sie können auch entscheiden, mich zu Ihrem Opfer zu machen. Indem Sie mir Ihre sexuellen Erlebnisse vortragen unter dem Deckmantel einer Straftatbearbeitung. Beides ist nicht nur unnötig, sondern auch schädlich.«

»Ich will aber eine Therapie machen«, entgegnete er mir entschlossen.

»Eine Psychotherapie ist keine Waschanlage, in die man reinfährt und sauber rauskommt«, sagte ich. »Was möchten Sie denn gern verändern an sich?«

Er schwieg einen Moment. »Ich möchte eine Straftataufarbeitung machen, Empathie entwickeln und ein straffreies Leben erlernen!«

»Ha! Herzlichen Glückwunsch!«, sagte ich lachend. Ich war wieder zu Kräften gekommen, und in dem Moment war er mir fast sympathisch. Netter Versuch.

»Psychosprache beherrschen Sie schon mal. Aber was meinen Sie damit genau? Was wollen Sie aufarbeiten? Worunter leiden Sie?«

Er zuckte mit den Schultern.

Dr. med. Dr. Dipl. Psych. Johannes Schnaub trug eine rot gepunktete Krawatte zu schwarz gefärbter Kurzhaarfrisur und eine Brille mit goldenem Rand an einer Kette. Angesichts fehlender Konkurrenz im Gutachtergeschäft und der naturgemäß geringen psychiatrischen Kenntnisse von Richtern und Anwälten war er Widerspruch nicht besonders gewohnt. Er legte sein Gutachten demonstrativ vor sich auf den Tisch. Ich saß ihm gegenüber, neben mir der Chefarzt und zwischen diesem Komitee auf einem Stuhl: Herr Knauf.

»Es haben sich also im Unterbringungsverlauf keine Anhaltspunkte für das Vorliegen einer psychischen Störung ergeben«, sagte die Richterin. »Herr Dr. Schnaub, was meinen Sie dazu?«

Er zog seine Nase etwas kraus, sodass die Brille nach oben rutschte. »Ich kann die Einschätzung der Klinik nach den bisherigen Ausführungen nicht teilen. Wie bereits in meinem Gutachten dargelegt, zeigt sich in der Biografie des Patienten eine beeinträchtigte Fähigkeit, angemessene Lebensentscheidungen zu treffen, was auf traumatische Erfahrungen der Kindheit zurückgeht. Seine kriminellen Handlungen sind direkter Ausdruck davon.«

Die Richterin sah den Chefarzt an, und der sah mich an und nickte auffordernd.

»In der Analyse des Unterbringungsdeliktes und der Vordelinquenz zeigt sich eine voll erhaltene Fähigkeit, Risiken zu kalkulieren, planend und vorausschauend zu denken sowie unabhängig von emotionaler Belastung zu handeln«, sagte ich. »Es handelt sich um ein Geschäft, von dem Herr Knauf jederzeit frei hätte zurücktreten können. Kriminelles Verhalten ist dissozial, hier aber nicht das Ergebnis einer psychischen Störung.«

Herr Dr. Schnaub atmete ein, die Richterin erteilte ihm das Wort. »Angesichts der kriminellen Vorgeschichte des Patienten sehe ich seine soziale Anpassungsfähigkeit als schwer beeinträchtigt an. Dies ist aber das Kernsymptom einer Persönlichkeitsstörung.«

Er fixierte mich über seine goldene Brille hinweg, und in diesem Moment ließ mich mein Gedächtnis im Stich.

Ich merkte mir die vielen Geschichten meiner Patienten über ihre Ähnlichkeit zu Tieren. Altersschwache Pferde, körnerfressende Greifvögel, verstrubbelte Straßenköter. Hatte ich einmal ein Bild zu dem Namen, schlossen sich immer die Detailinformationen an. Aber nicht bei Herrn Knauf. In meinem Kopf war plötzlich nur Miffy, das Meerschwein, und mir fielen die Kinderbücher von Dick Bruna ein mit dem Hasen Miffy, die noch immer in Max' Schrank lagen, aber kein einziges der vorherigen Delikte. Was waren in Gottes Namen noch einmal Knaufs erste Straftaten?

Die wohldurchdachte, ausgefeilte schriftliche Stellungnahme lag in dem fetten Leitz-Ordner neben mir, aber da konnte ich jetzt unmöglich anfangen zu suchen. Ich wurde rot.

Herr Knauf lächelte. Und Herr Dr. Dr. Schnaub lächelte auch, aber nur mit den Augen.

Der Chefarzt rettete mich. »Die kriminelle Vorgeschichte allein ist kein Kriterium für das Vorliegen einer seelischen Störung von Krankheitswert«, sagte er und hielt einen Vortrag über den Unterschied zwischen krank und kriminell, viel technischer als der von Bill Smith.

Ich schämte mich derweil.

Herr Knauf unterstrich noch einmal, dass er in der Vergangenheit nie Hilfe bekommen hat. Immer sei er da falsch beurteilt worden, dabei wäre doch nichts wichtiger als Therapie. Herr Dr. Dr. Schnaub hob die Bedeutung der therapeutischen Beziehung hervor, die er selbst nie geführt hatte. Und die Richterin wollte sich alles in Ruhe überlegen und ihre Entscheidung im Beschluss mitteilen.

Ein paar Tage später suchte ich das Buch von Montaigne in meinem Bücherschrank und googelte den Namen. Ein französischer Diplomat und Philosoph, 16. Jahrhundert. Er hatte auch mal ein Richteramt inne. Gleich auf der ersten Buchseite gab es einen wenig vorteilhaften Kupferstich von ihm. Sein Kopf sah aus wie ein Ballon. Ich blätterte weiter und nach ein paar Seiten las ich: »Niemand ist so wenig wie ich dazu berechtigt, vom Gedächtnis zu sprechen; denn ich kann kaum eine Spur davon in mir entdecken; ein so erstaunlicher Gedächtnismangel existiert sicher nicht ein zweites Mal auf der Welt.«

Ich musste lachen.

Die Richterin forderte ein zweites Gutachten an.

Herr Dr. med. Hummel war bekannt dafür, niemals Persönlichkeitsstörungen zu diagnostizieren. Er scheute sich auch nicht davor, bei den Prozessbeteiligten missliebige Entscheidungen zu treffen. Herr Knauf wurde wegen Nichtvorliegens der Unterbringungsvoraussetzungen aus dem Maßregelvollzug entlassen und trat kurz darauf im Gefängnis seine Haftstrafe an. Denn kriminell war er aus rein beruflichen Gründen. Und aus Gründen der allgemeinen Lebenszufriedenheit. Ich musste ihn nicht weiter behandeln und blieb deshalb seelisch halbwegs gesund.

Er war es ja bereits.

Überhaupt nicht wütend

Es war einer dieser Anrufe, die niemand auf meinem Posten gern bekommt.

Ich hatte mich gesetzt, nach Luft geschnappt und ohne Erfolg versucht, etwas Kluges zu sagen. Es war nur ein Stammeln geworden: »Sind Sie sicher, dass ... sind Sie wirklich sicher ..., also verstehen Sie, ... dass Sie ... das nicht selbst waren?« Ich betonte aus gegebenem Anlass das Wort »selbst«, und meine Stimme hob sich am Ende des Satzes in der Hoffnung, er würde mir jetzt sofort einen handfesten Beweis für seine Unschuld liefern.

»Nein, ich sag Ihnen doch. Der kam von einer Sauferei und hat sich hier aufs Sofa gesetzt. Der hat den Rausch ausgeschlafen. Ich hab nix getrunken, ich kenn den auch fast gar nicht.«

Herr Kluttich war aufgeregt, genau wie ich. Aus verständlichen Gründen. Wir hatten ihn gelockert, rausgelassen, auf freien Fuß gesetzt. Auf unser Risiko. Er lebte in einer eigenen Wohnung und einmal im Monat schaute ich noch bei ihm vorbei. Alles lief ohne Probleme, seit einem Jahr. Bald wollten wir ihn entlassen, was nicht selbstverständlich war bei seiner Vorgeschichte.

Und jetzt das.

»Frau Richter, auf meinem Sofa sitzt leider eine Leiche. Die ist schon ganz blau«, hatte er am Telefon gesagt. Und verzweifelt waren wir nun beide.

»Okay«, sagte ich noch immer fassungslos, »bitte rufen Sie sofort die Polizei an.«

»Das hab ich ja. Die kommen gleich«, erwiderte er, offenbar froh, etwas richtig gemacht zu haben.

»Gut.« Zumindest das sprach ein klein wenig für seine Unschuld.

»Frau Richter …?!«, seine Stimme zitterte.

»Ja, Herr Kluttich?« Ich ahnte weiteres Unheil.

»Der hatte sich vorher irgendwo geprügelt! Zerschrammt ist der, überall im Gesicht.« Er wimmerte fast.

»Das ist jetzt nicht wahr, Herr Kluttich!«

Ich war ernsthaft empört. Mehr darüber, was er mir damit antat, als über den Todesfall selbst.

»Das wollen Sie mir jetzt nicht erzählen! Es sitzt ein durch eine Prügelei lädierter Toter auf Ihrem Sofa, und Sie haben nichts, rein gar nichts damit zu tun?«

»Ich schwöre es Ihnen, ehrlich. Ich sage die Wahrheit!« Sein Ton war flehend.

»Herrje!«, sagte ich. »Selbst wenn ich Ihnen das glaube. Schauen Sie in Ihr Vorstrafenregister und fragen Sie sich, wer das sonst noch tun wird!«

Er stöhnte auf.

»Okay«, sagte ich zu ihm. »Ich spreche jetzt kurz mit dem Chefarzt, dann melde ich mich wieder. Bitte bleiben Sie da, wo sie sind, und reden Sie mit der Polizei.«

Meine größte Herausforderung der letzten Monate war

die Einschulung von Max gewesen. Er war fast ganz verschwunden hinter seiner riesigen Schulmappe, auf der sich verschiedene Maschinenmonster tummelten. Andreas und ich hatten uns brav zusammengesetzt, einer schrecklich schlechten Rede der Schuldirektorin zugehört und zu dritt für das Foto bei einer Fotografin posiert. Lisa gab es nicht mehr, dafür seit Kurzem Charlotte. Aber Charlotte hatte dankenswerterweise andere Termine vorgeschützt. Wir hatten mit Ines, den Mädchen und Andreas' Eltern Kaffee getrunken und die Sache ohne größere Probleme über die Bühne gebracht, sah man von einer vorgelagerten Diskussion über den Inhalt der Schultüte ab. Max wohnte inzwischen eine Woche bei Andreas und eine bei mir, und jeden Mittwoch holte der jeweils andere ihn ab. Das klappte ganz gut.

Auch über meinen Arbeitsalltag hatte sich eine friedliche Routine gelegt, weich wie eine Plüschdecke. Der Chefarzt hatte mir erlaubt, ein paar Stunden weniger in der Woche zu arbeiten, und das nahm mir viel Druck. Ich überschritt auf dem Heimweg nicht mehr regelmäßig die zulässige Höchstgeschwindigkeit, und an einem Dienstag, eine Woche vor der Einschulung, hielt ich auf dem Rückweg an einem Waldweg an und ging in dem nahe gelegenen See baden.

Und gerade als ich glaubte, so könnte es bleiben, machte nun Herr Kluttich Ärger.

Ich ging ins Sekretariat, murmelte Frau Radtke »Ein Lockerungsvorfall!« zu und lief direkt zum Chefarzt durch. Sein rechtes Auge zuckte etwas, als ich sprach, ansonsten blieb er gefasst. Zwei Pfleger fuhren nach einer kurzen Besprechung in die Wohnung, während Herr Kluttich noch immer auf die Polizei wartete. Sie kamen später zusammen mit ihm in die Klinik zurück. Bis der Obduktionsbericht vorlag und sich entschied, ob gegen Herrn Kluttich als Beschuldigten ermittelt würde, blieb er in der Klinik. Vorerst war er nur Zeuge.

Ich kannte Herrn Kluttich nun schon seit ein paar Jahren. Anfangs mochte ich ihn nicht besonders. Er hatte mich gleich am ersten Tag vorgeführt, und das hatte ich nicht vergessen. Er war ein langer, grobknochiger Mann. Aus der Nähe erinnerte er mich an das hochbetagte, unterernährte Rennpferd namens Zensor, das auf dem Hof meiner Mutter das Gnadenbrot erhalten hatte. Seine Bewegungen und Blicke standen in merkwürdigem Kontrast zu seiner eckigen Erscheinung. Er bewegte sich weich und ein wenig schwingend in der Hüfte und sah, wie ich glaubte, mit einer gewissen Arroganz auf mich hinunter.

Ich konnte einfach nicht anders, als beleidigt zu sein, wenn er so von oben auf mich herabsah.

Er hatte in rasender Wut seinen Partner mit einem Messer schwer verletzt, und das war nur der Höhepunkt einer traurigen kriminellen Geschichte. Wir konnten den Umstand nicht unbesprochen lassen. Er war ein typischer impulsiver Gewalttäter, nur zufällig und mit Glück war bisher niemand durch ihn zu Tode gekommen.

Einige Therapiestunden lang versuchte ich, ihn davon zu überzeugen, dass er ein Problem mit Wut hat. Ich war bedrückend naiv.

»Wir müssen über Ihre Straftat sprechen«, hatte ich voller Überzeugung gesagt.

»Ach was!«, hatte er mir voller Überzeugung geantwortet, »ich hatte bloß getrunken, sonst bin ich die Ruhe selbst. Und außerdem ist Sven mir in das Brotmesser gefallen. Es war ein Unfall. Mehr nicht!«

Im Prognoseverfahren kreuzte ich daher an: »Gegen die Verurteilung eingestellt: Ja.«

Ich seufzte: »Und was war mit den drei schweren Körperverletzungen davor?«

Er runzelte die Stirn.

»Das …«, hob er bedeutungsvoll an, »waren Jugendsünden. Und außerdem hatte ich da auch getrunken.«

»Ja, aber«, mühte ich mich ab, »mit vierzig ist man doch nicht mehr jugendlich!«

»Ich habe das italienische Temperament meines Großvaters«, entgegnete er prompt mit Kunstpause nach dem »Ich«.

Für seinen Großvater kann man nichts, dachte ich. Und er fand das auch. Ich schaffte es nicht, ihm klarzumachen, dass er sich mit seiner Wut auseinandersetzen musste. Er wurde nur immer gereizter. Ich versuchte alle therapeutischen Tricks. Aber je mehr ich sprach, umso schlimmer wurde es.

Knochig, hochrot, angespannt mit geballten Fäusten und mahlendem Kinn starrte er mich an. Spätestens nach einer Viertelstunde war es so weit.

»Ich habe den Eindruck, dass Sie gerade sehr aufgebracht sind«, sagte ich ihm. Recht subtil, wie man merkt. Ich wollte das Wort Wut vermeiden, aber es half nichts.

»Woher wollen Sie das wieder wissen?«, polterte er.

»Ja«, antwortete ich, »Sie sind rot im Gesicht, Ihre

Fäuste sind geballt, und Sie sprechen sehr laut. Das würde man allgemein für ein Zeichen von Ärger halten.«

Er atmete tief ein und rollte mit den Augen, als erklärte er zum wiederholten Mal einem begriffsstutzigen Kind einen sehr einfachen Sachverhalt. »Hören Sie, ich habe vielleicht italienisches Temperament, aber ich bin nicht wütend.«

»Ich will Ihnen auch gar nichts einreden, aber mein Eindruck ist so.« Ich war schon ziemlich verzweifelt.

»Ich weiß auch nicht, woher Sie so Ihre Eindrücke nehmen«, entgegnete er.

Oh Gott, dachte ich, was soll ich bloß tun? Ich starrte an die Zimmerdecke in der Hoffnung auf eine Eingebung. Es kam keine.

Verdammt, der will doch nur nicht zugeben, dass er wütend ist, und zwar aus halbseidenen Gründen. Weil er ein störrischer, eingebildeter Esel ist, der nur gut dastehen will. Er sagt einfach nicht: »Jawohl, Sie haben recht. Ich habe ein Problem mit Ärger. Das muss sich ändern. Wie gut, dass Sie da sind.«

In einem unserer folgenden Gespräche – wir waren beide schon recht verzagt – hatte ich endlich einen lichten Moment.

»Wollen Sie mir heute wieder erzählen, dass ich wütend bin?«, fragte er mich gleich zu Beginn.

»Ich überlege auch schon die ganze Zeit«, antwortete ich ihm. »Ich denke oft, dass Sie wütend sind. Aber Sie sehen das ja anders.«

»Ja!«, sagte er. »Ganz anders!«

»Können Sie mir denn bitte erklären, wie das für Sie ist? Wenn ich denke, Sie sind wütend? Was fühlen Sie da? Letzte Woche zum Beispiel.«

Er schaute mich fragend an. »Ja, was soll da schon groß sein? ... Nichts!«

Jetzt war ich überrascht: »Sie fühlen nichts?«

»Nee«, sagte er. »Wissen Sie, alle naselang fragt mich hier einer, wie ich mich fühle. Immer soll ich was sagen. So oft hat mich das in meinem ganzen Leben keiner gefragt. Ich weiß es nicht. Hab keine Ahnung.«

Da fiel bei mir der Groschen. Lieber spät als nie. Er fühlte das nicht! Er nahm den Ärger nicht wahr, wie im Übrigen auch kein anderes Gefühl. Und er hatte erst recht keine Worte dafür: Wut, Verstimmung, Gereiztheit, Verbitterung, Beunruhigung, Empörung, Neid, Ekel, Trauer. Im Inneren war das alles eine Soße für ihn. Wenn er seine Wut bemerkte, dann war sie schon so riesenhaft, dass kein Mensch sie mehr hätte steuern können. Den Zustand hatte er in unseren Gesprächen zum Glück nicht erreicht. Für ihn war also alles okay.

Mir dämmerte, dass ich andauernd Unmögliches von ihm verlangt und ihn damit berechtigterweise verstimmt hatte. Mein ganzes Kinderleben lang hatte ich geübt, mich merkwürdigen Menschen um mich herum verständlich zu machen, einschließlich späteren Psychostudiums mit allem Pipapo. In der Annahme, dass ich schon verstanden werden würde, wenn ich nur die richtigen Worte fände für alle meine Haupt-, Unter- und Nebengefühle. Ich beschreibe also meinen seelischen Zustand – zack! – in Sekundenbruchteilen. Und ich war davon ausgegangen, dass meine Normalität auch seine war. Insofern hatte er schon recht damit, dass er mich total begriffsstutzig fand.

Vorsichtshalber stellte ich daher erst einmal keine Fragen

mehr nach Gefühlen, sondern hielt ihm Vorträge. Ich redete darüber, welche Bedürfnisse Menschen haben und was man über Gesundheit und Lebenszufriedenheit weiß. Ich dozierte über positive Psychologie, als ob er mein Student wäre. Und dabei fühlte er sich wohler. Er blieb entspannt und hörte mir geduldig zu. Und als er mir das erste Mal eine halbe Stunde zugehört hatte, ohne wütend zu werden, da hatte ich einen glücklichen Tag und freute mich.

Wochen später fing er an, mir über sein Leben zu erzählen. Er redete Stunde um Stunde, als würde er eine lange getragene Last ablegen. Über den Großvater, der ihn unter einer Reichskriegsflagge aufgezogen und der Bierbüchsen gesammelt hatte. Über Munition aus dem Zweiten Weltkrieg. Und über die jugendliche Mutter, die er nur in den Ferien manchmal sah. Über die Prügel und die Einsamkeit und die trinkenden Männer. Über die Alkoholleiche, die sein Großvater war, und über die Tage, die er neben dem erstarrten Körper gewartet hatte, bis man sie schließlich fand. Und über die Heime und die Gefängnisse, die folgten.

Wenn ich nachfragte, sah er nur kurz auf. Und ich schwieg, weil alles andere unpassend gewesen wäre, und manchmal duckte ich mich innerlich weg und hoffte, nicht mehr zuhören zu müssen.

Als er mir von dem Akkordeon erzählte, das er als Kind gespielt hatte, hatte ich einen weiteren lichten Moment. Ich besorgte ein altes Instrument und brachte es ihm in die Klinik.

Er schaute ungläubig auf den abgeschabten schwarzen Koffer. Wir rückten den Tisch etwas zur Seite. Er hängte sich den Gurt um und griff in die Schlaufe. Seine Finger orientierten sich auf der Knopfleiste, ohne dass er auch nur einen

Blick darauf warf. Er wandte sich ab von mir, die Beine halb geöffnet, das Instrument auf seinem Schoß. Ich überlegte kurz, ihn allein zu lassen. Aber dann sah ich: Er war es schon längst.

Vorsichtig spielte er ein paar Takte getragen an. »Hänschen klein, ging allein …« und dann »Lasst uns froh und munter sein …«. Dann hielt er inne und starrte auf den Boden vor seinen Füßen. Alles Eckige, Überhebliche, Herablassende war von ihm gewichen. Er setzte wieder an, wandte den Blick zum Fenster und begann zu spielen. Ohne jede Zurückhaltung. »Leuchtend prangten ringsum Apfelblüten …«, und er setzte nicht mehr ab, begann immer wieder von vorn. Sein langer Oberkörper bog sich über das Instrument, als würde er es aufsaugen wollen. Er spielte wie besessen.

Schmerz kann einen Raum so ausfüllen, dass man keine Luft mehr zu bekommen meint.

Ich saß wie vom Donner gerührt auf meinem Stuhl. Dieses Lied konnte ich auf Russisch singen. »Raszwetali jabloni i gruschi …«, schoss es mir durch den Kopf. In der Schule hatten wir russische Volkslieder gelernt, es war mehr als zwanzig Jahre her und fast nicht mehr wahr. Herr Kluttich und ich hatten als Kinder in irgendeinem Klassenraum gesessen und dieselben Lieder gesungen, lange bevor die Wende kam.

Er stellte das Instrument vorsichtig am Boden ab und stand auf. An der Tür drehte er sich halb um. »Danke«, sagte er leise, ohne mich anzusehen, und verschwand.

Etwas in ihm war aufgebrochen. Er begann, mir über Probleme in seinem Alltag zu erzählen. Verlorene Kleidung, zu später Freigang, Streit in der Sporttherapie – in einer geschlossenen Klinik gibt es eine Menge solcher Schwierigkeiten.

Wir versuchten herauszufinden, was er dabei wohl fühlte. Ich erklärte ihm die Unterschiede zwischen Wut und Ärger und Angst und Traurigkeit. Und wie man seinen Körper benutzt, um das zu unterscheiden. Ich erzählte vom Kloß im Hals, vom Stein im Magen, vom Stock im Hintern, von den wackligen Knien und dem Herz in der Hose. Ich riet ihm dazu, seine Gedanken zu beobachten. Und sagte ihm, dass man zum Beispiel vermutlich ärgerlich ist, wenn man gerade »Du altes Arschgesicht!« gedacht hat. Herrn Kluttich und mir ging es besser. Der Zustand dauerte bis zur nächsten Chefarztvisite.

Das Visitenzimmer im Erdgeschoss hatte keine Fenster, die Patienten empfingen dort ihren Besuch. Es war ein quadratischer kleiner Raum, in dem eng zusammengerückt graue Plastiktische mit Stühlen standen. Hoch über dem vergilbten Ölsockel hingen ein paar Drucke. Ausgeblichene pastellfarbene Landschaftsbilder. An der Decke klebte eine Neonröhre und das braune Linoleum am Boden war abgewetzt. Durch ein vergittertes Viereck in der Wand sirrte ab und zu die Entlüftung. Einmal im Monat trafen wir uns hier, falls nicht Zimmervisite angesagt war. Es war also schon die bessere Variante. Man konnte immerhin sitzen. Jeder Patient trat einzeln ein, der Chefarzt führte das Gespräch.

Herr Kluttich hatte gerade das Zimmer verlassen. Errötet, ohne Worte und vor allem ohne vorherige Aufforderung. Der Chefarzt sah mich fragend an. Ich hatte, während er ihn befragte, langsam in der Patientenakte geblättert. Ich konnte nicht zusehen, wie Herr Kluttich versank.

Der Chefarzt hatte das Gespräch eröffnet: »Herr Kluttich, Sie sind ein Gewalttäter!«

Es ist einfach nichts an diesem Mann väterlich, dachte ich. Hatte der eigentlich Kinder?

»Was hat sich bisher geändert an Ihrer Gefährlichkeit?« Diese grundsätzlichen Fragen warf er in großen Abständen immer einmal auf. Alle hatten Angst davor.

»Ich bin doch gar nicht gefährlich«, hatte Herr Kluttich geantwortet, mit geradem Blick.

Ich war zusammengezuckt. Mist, falsche Antwort.

»Darüber haben wir offenbar unterschiedliche Auffassungen. Denn Sie haben in Ihrem Leben bereits mehrere Menschen schwer verletzt«, entgegnete der Chefarzt, und sein Ton war sachlich, als spräche er den Wetterbericht.

Hilfe suchend blickte Herr Kluttich mich an. Ich sah so neutral wie möglich zurück, obwohl ich ihm gern Zeichen gegeben hätte.

»Es war ein Unfall und ich war betrunken«, stotterte er. Er ruckte auf seinem Stuhl herum und begann zu schwitzen.

Der Chefarzt schaute ihn streng an: »Die wenigsten betrunkenen Menschen tun, was Sie getan haben. Und dass es sich dabei um einen Unfall gehandelt haben soll, ist Ihre Wunschvorstellung, aber nicht die Wirklichkeit.«

Und da war er prompt aufgestanden und rausgegangen.

Der Chefarzt drehte sich zu mir, seine Augen hingen wie graue Kugeln unter den schwarzen Augenbrauen. »Er leugnet nach wie vor, Frau Richter! In diesem Zustand übersteht er keine externe Begutachtung. Sie müssen daran arbeiten.«

Mann, Mann. Kann der nicht einmal die kleinen Fortschritte würdigen, statt immer auf den Prinzipien rumzureiten, dachte ich und sagte: »Ja. Aber er hat Akkordeon gespielt, und er erzählt mir mehr von sich als vor einem Jahr!«

»Sie brauchen ihn nicht zu verteidigen!«, entgegnete er mir. »Sie wissen selbst, dass der Behandlungsstand so nicht hinreicht.«

Der nächste Patient wurde hereingebracht.

Nach der Visite hielt mich der Chefarzt an der Tür an. Ich machte mich schon auf ein paar maßregelnde Worte wegen Herrn Kluttich gefasst, aber er sagte: »Frau Richter, ähm, wollen Sie vielleicht einen Gutachtenauftrag von mir übernehmen? Ich habe da so einen Fall, ich schaffe es zeitlich einfach nicht. Ich würde Ihnen helfen, wenn Sie unsicher sind.« Wir standen auf dem Stationsflur, und er sah wie immer über mich hinweg zur Schleuse. Das verwirrte mich nun. Hatte er gesagt, er würde mir helfen? Ernsthaft? Oder will der nur seine Arbeit auf mich abwälzen?

Ich konnte mich nicht so schnell entscheiden, also hustete ich und drückte die Planette, die ich trug, noch fester gegen meine Brust. »Ja … grundsätzlich … nun. Die Betreuung von Max. Sie wissen ja … Ich kläre das und gebe Frau Radtke Bescheid.« Die Kinderkarte, pokerte ich, geht immer, um sich rauszureden.

Er nickte ernst und wandte sich zum Gehen.

Der Oberpfleger hatte etwas abseits im Stationszimmer gestanden, Medikamente sortiert und alles gehört. Sein Erfolg in der Stationsleitung beruhte darauf. Er winkte mich zu sich, als der Chefarzt in der Schleuse verschwunden war. Verschwörerisch flüsterte er über den Planettenwagen hinweg: »Seien Sie nicht blöd. Machen Sie das! Da verdienen Sie richtig Geld. Alle wollen doch immer begutachten!«

»Ach wirklich?«, fragte ich zurück. »So attraktiv kommt mir das nicht vor. Und ich bin Anfängerin.«

»Aber das macht doch nichts«, entgegnete er mir. »Was glauben Sie, wer hier manchmal als Gutachter aufschlägt?! Landärzte, die ihr Leben lang Erkältungen behandelt haben und sich jetzt ihre Rente aufbessern. Dagegen sind Sie echt sehr erfahren.« Er blinzelte mir aufmunternd zu.

Ich schob die Planette in den Schrank.

»Einhundert Euro die Stunde!«, sagte er in meinem Rücken.

»Wirklich!?« Ich drehte mich zu ihm um. Das hatte ich nicht gewusst. Mir fielen die tollen Ferienhäuser in Dänemark ein, in der ersten Dünenreihe mit Sauna und Pool. Ich hatte sie auf der Suche nach einer Urlaubsunterkunft mit Blick auf den Preis seufzend weggeklickt. »Vielleicht sollte ich darüber nachdenken!«

»Ja, und nicht davor wegrennen«, sagte er.

Jetzt übertreibt er aber, dachte ich, schließlich habe ich damit viel Verantwortung zu tragen und meine Kräfte muss ich auch einteilen.

Zu Herrn Kluttich sagte ich bei unserem nächsten Gespräch. »Wir müssen die Situation in der Visite wirklich üben. »Sie sind jetzt mal der Chefarzt, und ich bin Sie!« Ich war erfreut über meinen guten therapeutischen Einfall. Ein Rollenspiel!

Er musterte mich, als wäre er sich über meinen Geisteszustand nicht ganz im Klaren.

»Sie sind ich?«, fragte er schließlich verwundert.

»Ja! Es geht doch nicht, dass Sie immer so schnell wegrennen, wenn Ihnen einer diese Fragen stellt! Das hat doch nichts mit Ihnen persönlich zu tun. Ich selbst stelle andauernd Leuten diese Frage. Hallo, schönes Wetter heute, und was ist eigentlich mit Ihrer Gefährlichkeit? Praktisch jeden Tag.« Ich wollte die Sache etwas auflockern und in gewisser Weise stimmte es ja auch.

Er schwieg betreten. Es war offenbar weitere Motivationsarbeit nötig.

»Herr Kluttich, bei dieser Frage geht es unter anderem darum, die Menschen um Sie herum zu beruhigen. Sie zeigen, dass Sie was verstanden haben, damit die anderen keine Angst mehr vor Ihnen haben müssen.«

»Sie meinen, der Chefarzt hat Angst vor mir?«

»Nun ja«, das war eine brenzlige Frage. »Verstehen Sie, wenn wir Sie lockern, und Sie machen noch mal so einen Mist, werden wir hier standrechtlich erschossen, der Chefarzt zuerst. Ich persönlich werde nicht so gern erschossen.«

Er schwieg und fragte dann: »Und warum soll ich dann der Chefarzt sein?«

Wollte der das nicht verstehen?

»Wir spielen das doch nur. Sagen Sie jetzt einfach zu mir: Guten Tag, Herr Kluttich, wie sieht es eigentlich mit Ihrer Gefährlichkeit aus?«

Er sah noch immer nicht überzeugt aus, aber er wiederholte brav meine Worte, so monoton wie der Zweitklässler bei Max' Einschulung auf der Bühne ein Gedicht von Wilhelm Busch aufgesagt hatte.

»Ach gut, dass Sie das fragen«, antwortete ich ihm, »diese Frage stelle ich mir selbst dauernd. Ich denke, ich habe in meiner Kindheit nicht lernen können, wie man mit Konflikten umgeht. Und dann reagiere ich manchmal sehr empfindlich. Ich bin leicht gekränkt, und dann schießt die Wut in mir hoch, und ich kann mich kaum beherrschen. Und wenn ich dann noch etwas getrunken habe, ist es ganz schlimm. Weil für den Moment Gewalt auch eine Erlösung ist. Ich muss lernen, damit anders umzugehen.«

Wir sahen uns an.

»Sehen Sie!«, sagte ich hoffnungsfroh. »Es ist ganz einfach!«

Er schwieg.

»So«, sagte ich im Brustton der Überzeugung, »jetzt sind Sie dran. Ich bin jetzt der Chefarzt: ›Hallo, Herr Kluttich, wie sieht es denn nun mit Ihrer Gefährlichkeit aus?‹«

Ich versuchte, möglichst heiter und ganz ungefährlich zu klingen.

Er schwieg immer noch.

»Sie müssen jetzt sagen: Gut, dass Sie fragen«, flüsterte ich ihm zu.

»Gut, dass Sie fragen«, sagte er schließlich so eintönig wie langsam und sah mich dabei an. Und ich sah ihn auch an in der Hoffnung, dass noch etwas käme, aber es kam nichts.

Und nach ein paar Sekunden sagte er mit seiner normalen Stimme: »Ich kann nicht sprechen, wenn Sie mich immer so angucken.«

Das kannte ich. Bei meinen ersten Begegnungen mit der Methode des Rollenspiels während eines Selbsterfahrungsseminars meiner Therapieausbildung war ich vor Angst erstarrt. Wie alle Teilnehmer um mich herum. Die Leiterin hatte für eine Übung einen Freiwilligen gesucht und schließlich blind auf einen Namen in der Teilnehmerliste tippen müssen. Studierten wir hier Psychotherapie oder Schauspiel?

Aber im Laufe der Zeit war ich zu der Überzeugung gekommen, dass man als Psychotherapeutin möglichst viele Verfahren persönlich ausprobieren muss. Schließlich sollte man anderen nicht zumuten, was man selbst nicht kennt. So machte ich mehrere Einzelselbsterfahrungen, wie man als Therapeutin vornehm die eigene psychotherapeutische Behandlung nennt, nahm an buddhistischen Meditationsgruppen teil, besuchte konzentrative Bewegungsgruppen, Achtsamkeitsgruppen und Schemaselbsterfahrungsgruppen, daneben Workshops zur Teamselbsterfahrung und Fallsupervisionen. Und dann hatte ich eines Tages einen besonders intensiven »Ich muss mich unbedingt persönlich weiterentwickeln«-Flash und meldete mich bei einem Improvisationstheaterkurs an. Die Richtung war klar: immer der eigenen Angst entgegen. Wenn das keinen Entwicklungsfortschritt gibt, dachte ich. Und so lernte ich, einen Mixer darzustellen, ein Bratenthermometer und eine Bücherwand. In einer Runde ansonsten nicht weiter ungewöhnlich wirkender Erwachsener mimte ich einen chinesischen Marktschreier, ohne Chinesisch zu sprechen, ein Krokodil, das im Wasser auf seine Beute wartet, und einen Jäger, der auf der Pirsch seinem Kollegen schöne Augen macht. Und die ganze Zeit spielte ich sehr, sehr schlecht. Das Gefühl der Blamage, das mich zuerst gehemmt hatte, war unter dem launigen Motto der Veranstaltung nach ein paar Wochen vollständig abgeklungen: »Heiter scheitern, heute versauen wir die Vorstellung mal richtig.«

Ich selbst hatte Herrn Kluttichs Problem also überwunden, mit viel Aufwand, aber vor allem durch eine Gruppenbehandlung.

Wir brauchen hier eine Gruppentherapie, dachte ich.

Damit kann man normalerweise weder bei Therapeuten in Ausbildung noch bei Patienten einen Blumentopf gewinnen. Andererseits funktioniert es immer wieder erstaunlich gut. Und hat man erst einmal angefangen, macht es auch Spaß. Nur, das glaubt einem ja keiner, wenn man sagt: »Unser soziales Kompetenztraining, das wird der Hammer, Leute! Ihr werdet euch schieflachen und noch was lernen dabei.«

Ich überlegte, wie ich die Sache einrühren könnte. Es gab mehrere Patienten wie Herrn Kluttich, die regelmäßig aus der Visite hinausrannten oder zur Salzsäule erstarrten. Oder die nur unverständlich vor sich hin stammelten. Und einige andere antworteten zwar wie gedruckt, hatten aber nicht unbedingt verstanden, was sie sagten.

Also ging ich zum Chefarzt und unterbreitete ihm meinen Vorschlag: »Ich würde gern das therapeutische Angebot um ein nonverbales Gruppenverfahren ergänzen.«

Er nickte. »Woran dachten Sie denn?«

»An eine ... äh ... Theatergruppe. Ich würde sie aber ungern so nennen.«

»Gibt es denn dafür irgendwelche Wirksamkeitsnachweise?« Er schaute nur kurz hinter seinem Schreibtisch zu mir auf und blätterte dann in einer Akte weiter.

Auf diese Frage war ich vorbereitet. »Nein«, sagte ich wie aus der Pistole geschossen. »Aber die gibt es ja zu keiner Methode, die wir hier anwenden. Ich erwarte eine Stärkung der Therapiemotivation und eine Verbesserung des

Stationsklimas. Sie kennen sicher den Artikel von vorletztem Monat von Wood über die Wirkung der Beziehung zum Helfersystem …«

»Ja, ja«, unterbrach er mich, »dann machen Sie das. Vielleicht schreiben wir später einen Artikel darüber. Und was ist jetzt eigentlich mit dem Gutachtenauftrag?«

»Ja, ein Artikel, gute Idee«, sagte ich. »Und … Gutachten, nun … also, ja. Na klar. Das mache ich.«

Der Zweck heiligt die Mittel.

Ich hatte eine Hürde genommen und mir die nächste gleich eingehandelt. Jetzt musste ich aber zuerst die Patienten von meiner Gruppe überzeugen. Ich sprach Herrn Baumann an. »Sie können immer so gut reagieren, wenn der Chefarzt Sie nach allem Möglichen fragt. Es gibt andere, denen gelingt das überhaupt nicht. Und ich frage mich, ob Sie mir helfen würden, manchmal weiß ich da allein gar nicht mehr weiter. Aber wenn mehrere zusammen …?«

Herr Baumann zog skeptisch die Mundwinkel nach unten. »Sie wollen also, dass ich Ihnen helfe?«

»Ja! Sie haben viel mehr Erfahrung mit Visitengesprächen aus Sicht der Patienten.«

Er wollte es sich überlegen, und überlegen wollten auch Herr Matzke und Herr Knieriemen. Und mit vier Leuten konnte man schon etwas anfangen.

Das Wort »Theater« nahm ich nicht in den Mund und auch nicht »soziales Kompetenztraining« und nicht »Rollenspielgruppe«. Ich redete von einer Stationsgruppe, davon, dass man Probleme bei der Unterbringung gemeinsam besprechen könnte. Die hatten schließlich alle.

Blieb noch Herr Kluttich.

»Mir ist aufgefallen«, sagte ich zu ihm, »dass nicht alle die gleichen Schwierigkeiten hier haben. Manche können ziemlich gut über sich sprechen. Ich meine so, wie wir das letztens geübt haben. Und manche wissen schon einiges, können aber einfach nicht reden, wenn sie danach gefragt werden. So wie Sie.«

Er beobachtete mich von der Seite, als erwartete er einen weiteren Rollenspielangriff von mir. Ich bemühte mich wieder, einen möglichst unbefangenen Eindruck zu machen.

»Ja, und da dachte ich mir, wir könnten uns das doch mal zusammen anschauen. Nicht nur Sie und ich, sondern mit ein paar Patienten zusammen?«

Diesmal schaltete er sofort. »Da soll ich mich dann vor noch mehr Leuten blamieren?«

»Nein, nein, um Gottes willen. Wir würden die schwierigen Situationen durchsprechen. Und dann könnten Sie den anderen zuschauen. Wir können Sie ja schlecht live in die Visite schalten.«

Er überlegte einen Moment. »Na ja, der Baumann hat schon Lockerungen und der Matzke auch. Frag ich mich schon, wie die das machen!«

Ich war nicht sicher, ob es Mitleid war oder meine Überzeugungskraft, aber am Ende sagten alle zu. Und so saßen wir einige Zeit später zu fünft in meinem Büro, weil mir das als der etwas freundlichere Ort erschien.

»Guten Morgen«, sagte ich in die kleine Runde. »Ich freue mich, dass Sie gekommen sind. Wir wollen über schwierige Situationen in der Unterbringung sprechen. Ich würde gern am Anfang sammeln, welche das sein könnten.«

Betretenes Schweigen folgte.

»Gut«, sagte ich nach einer Weile. »Ich mache Ihnen mal ein paar Vorschläge, was ich so an Schwierigkeiten beobachtet habe. Die Situation am Gitter, wenn jemand von Ihnen einen Pfleger sprechen will. Die ist kritisch, denn die Pfleger sind oft nicht im Flur, und dann stehen Sie lange da. Oder die Morgenrunde: Wenn jemand einen Antrag stellen soll, dann muss er sein Anliegen vor allen sagen, egal was es ist. Ich erinnere mich noch heute an die Geschichte mit dem Epiliergerät. Das stelle ich mir nicht so einfach vor.« Herr Knieriemen nickte, Herr Kluttich schüttelte den Kopf.

»Na ja, und die Zimmerdurchsuchung wegen der Sicherheit, bei der alles auf den Kopf gestellt wird ...« Damit waren alle einverstanden.

»Ja«, sagte Herr Baumann, »das ist so, als ob man vor den Pflegern nackt ausgezogen wird. Und die finden einfach alles.«

Ich versuchte, ihn nicht allzu direkt anzuschauen, und suchte weitere Beispiele: »Und sehr schwer scheint mir die Chefarztvisite zu sein, und wenn der Gutachter kommt für die Lockerungen oder Entlassung.« Bei der Gutachtersituation waren sich alle einig. Davor hatten alle Angst. Damit wollten wir beginnen.

Jetzt sagt uns die Frau Richter mal, wie wir das am besten machen, war die einhellige Erwartung an mich. Zuerst vorgebracht von Herr Matzke. Kein Wunder, er hatte als Einziger schon einen Termin, der Gutachter kam in drei Wochen. Und bei ihm war das ausgesprochen heikel, denn nach wie vor leugnete er alle Vergewaltigungen. Für mich ein Vorteil, was die Motivation betraf.

»Also«, sagte ich, »es gibt kein Rezept dafür. Wenn Sie sich die entscheidenden Fragen selbst beantworten können, dann dürften Sie bei dem Gutachter keine Schwierigkeiten haben. Und entspannt zu bleiben, ist wichtig.«

»Ja, und welche Fragen sind das?« Herr Knieriemen hatte sich vorgewagt.

»Die kennen Sie alle aus der Chefarztvisite und aus der Therapie. Etwas anderes interessiert den Gutachter auch nicht: Wie ist es mit Ihrer Gefährlichkeit, welches sind Ihre Risikofaktoren, wie konnte es zu der Straftat kommen, worauf müssen Sie in Zukunft achten ...?«

»Und wie üben wir das?«, fragte Herr Baumann dazwischen.

Jetzt langsam musste ich Butter bei die Fische geben.

»Am besten zeige ich Ihnen zuerst mal, wie man es nicht macht«, sagte ich schnell. »Herr Matzke bitte, ich brauche einen Gutachter!« Das war ein Überraschungsangriff und auch als solcher gedacht. Ich kannte meine Pappenheimer.

»Wie, ich soll jetzt so tun, als ob ich der Gutachter bin?«

»Ja, und ich zeige Ihnen, wie man es auf keinen Fall machen sollte!«, entgegnete ich.

Er zierte sich etwas, aber letztendlich war der Druck höher, und irgendwie musste er ja an die Geheimnisse kommen, die ihn bei der Begutachtung retten sollten und in deren Besitz er mich irrigerweise wähnte. Er setzte sich mir gegenüber an den Tisch und atmete aus.

»Also, wie gefährlich sind Sie denn, Frau Richter?«, sagte Herr Matzke langsam und sah mich an wie ein Auto.

Dann flüsterte er: »Soll ich Frau Richter zu Ihnen sagen?«

Ich nickte und setzte mit lauter und empörter Stimme an: »Wie bitte? Gefährlich? Ich? Was ist denn in Sie gefahren? Ich bin die reine Unschuld vom Lande, meine Weste ist so weiß wie Schnee, verstehen Sie? Blütenweißes, reinweißes Schneeweiß!«

Es entstand eine Pause, und ich sah Herrn Matzke auffordernd an. »Äh, ja, was soll ich jetzt sagen, Frau Richter?«, zischte er halblaut und beugte sich über seinen Bauch zu mir herüber.

»Sag doch: ›Das stimmt nicht, sonst wären Sie ja nicht hier!‹«, warf Herr Baumann von der Seite ein.

»Na gut«, und Herr Matzke wiederholte zu mir gewandt den Satz.

Ich sprang auf. Herr Kluttich und Herr Knieriemen zuckten zusammen. Und ich brüllte: »Ja hören Sie mal! Ich lasse mir von Ihnen hier doch nichts einreden. Am besten Sie begutachten mal sich selbst!«

Mit ein paar schnellen Schritten lief ich zur Tür und knallte sie hinter mir zu. In meinem Improvisationstheaterkurs hatte ich »Gefühle steigern« gespielt. Wut war auch dabei.

Ich kam wieder herein. Die Männer starrten mich an.

»Okay, also so nicht!«, sagte ich.

»Das sollten wir ja noch hinkriegen«, stöhnte Herr Baumann, aber Herr Kluttich schwieg und schaute auf den Boden und Herr Matzke auch.

»Für alles Weitere«, sagte ich, »muss jeder zuerst die Frage nach seinen Risikofaktoren beantworten. Wer will beginnen?« Ein allgemeines Herumstottern. Und dann sagte Herr Baumann: »Wir wissen doch gar nicht so genau, was die anderen gemacht haben. Das wäre doch aber wichtig. Ich meine, da kann man doch sonst was erzählen.«

Herr Matzke sagte: »Und wenn man nichts gemacht hat?«

»Dann nehmen wir das, womit Sie sich in Verdacht gebracht haben.«

Herr Baumann begann, seine Geschichte zu erzählen.

Am Nachmittag lag auf meinem Schreibtisch der Beschluss des Landgerichts, dass ich den Inhaftierten Marwin Lotzke zu der Frage begutachten sollte, ob die in der Tat zutage getretene Gefährlichkeit fortbesteht.

Deshalb fuhr ich am nächsten Samstagvormittag zur Justizvollzugsanstalt Grabensporn, einem alten Zuchthaus aus dem 19. Jahrhundert am anderen Ende der Stadt. In einem Torhaus, das etwa fünfmal so groß war wie unseres, schob mir eine Justizbeamtin in dunkelblauer Uniform eine Besucherkarte durch das Schubfach in der Wand. Dann öffnete sie wortlos die zweite Schleusentür. Es war mein erster Besuch in einem Gefängnis.

Ich blieb unschlüssig stehen, wandte mich schließlich um und fragte: »Bekomme ich denn kein Alarmgerät?« Die Beamtin hörte mich nicht, bis sie den Knopf ihrer Gegensprechanlage drückte. »Bekomme ich kein Alarmgerät?«, wiederholte ich langsam und etwas lauter.

Die Beamtin lächelte. »Wir sind doch hier nicht in der Klapsmühle. Am Tor zu Haus 2 werden Sie abgeholt.«

Es war ein riesiges Gelände. In sternförmig angeordneten

backsteinernen viergeschossigen Bauten waren die Inhaftierten untergebracht, dazwischen Werkstätten, Verwaltungsgebäude, Grünflächen. Umgeben war das Gelände von einer hohen Betonmauer.

Auf dem gepflasterten Weg zum Tor von Haus 2 musste ich an Haus 1, Haus 4 und der Gärtnerei vorbei. Ohne Alarmgerät fühlte ich mich verletzbar, als wäre ich halb nackt. Aus einer vergitterten Tür kam eine Gruppe Inhaftierter im Blaumann heraus. Sieben, acht Leute, bewaffnet mit Harken und Hacken. Ich suchte zwischen ihnen nach einer dunkelblauen Uniform, aber ich sah keine.

Bin ich denn hier mit denen allein, ohne Alarmgerät? Ich glaub, mein Schwein pfeift! Haben die in dem Saftladen schon mal was von Sicherheit gehört? Wenn mich einer von denen angreift, sieht und hört mich kein Mensch.

Ich zog meine Schultern nach hinten, setzte einen strengen Blick auf und ging mit einem kurzen »Guten Tag« an den Männern vorbei. Zwei feixten sich zu, einer grüßte lächelnd zurück, die anderen ignorierten mich.

Eine Gestalt hatte sich vielleicht ein wenig zu abrupt abgewandt und begann, einen bereits geharkten Grünstreifen an der Hausmauer zu bearbeiten. Ich hatte ihn nur im Augenwinkel gesehen, aber das hatte gereicht. Es war ein schmaler Typ mit blonden halblangen Haaren. Der Fußballtrainer von Max.

Mein erster Gedanke: Oh mein Gott, wie kommt der denn hierher? Grabensporn nahm keine »Kurzstrafer«, hierher kamen nur Leute mit langen Haftstrafen, sprich schweren Delikten. Irgendein Teil von mir glaubte, dass das ein Missverständnis sein müsste. Aber dann fiel es wie ein

Felsstein aus großer Höhe wieder in mein Gedächtnis: Scheiße. Er ist hier. Scheiße. Der war nicht krank, der hat was gemacht. Und du hast das geahnt.

Ich lief wie aufgezogen den Pflasterweg entlang, mein Inneres scannte die vergangenen Wochen: Andreas hat Max hingebracht, ich hab ihn abgeholt. Kann er mit ihm allein gewesen sein? Nein. Und nein, das waren nicht die Kinder aus dem Verein. Das hätte sich rumgesprochen. Wahrscheinlich innerfamiliäre Opfer, er geht kein Risiko ein, viel zu ängstlich für fremde Opfer. Der sucht im sozialen Nahfeld, ist viel sicherer. Warum hast du ihn nicht angesprochen, Christiane?! Man soll seiner Intuition vertrauen. Eine Frage stellen. Wenigstens das. Alles, nur nicht schweigen und weitermachen, als ob nichts wäre. Ich hätte da was verhindern können!?

Am Tor 2 stand ein Beamter mit einem Schlüsselbund, ähnlich groß wie meines in der Klinik, und einem Alarmgerät an seinem Gürtel. Er schloss mich durch ein paar Gitter bis zum Zellentrakt.

Ich verbrachte den Tag in angeschossener Verfassung ohne Alarmgerät mit Marwin Lotzke, einem bemerkenswert gesprächigen Vergewaltiger Mitte dreißig. Wir saßen im Keller des Gebäudes, in einem schmalen Raum direkt neben der Wäschekammer. Um an den Alarmknopf in der Wand zu kommen, hätte ich über ihn hinübersteigen müssen. Aber er wollte entlassen werden und war friedlich.

Was können Sie mir über Ihre Lebensgeschichte erzählen? Bitte beschreiben Sie das Delikt. Haben Sie Schuldgefühle? Was würden Sie heute anders machen? Fragen über Fragen.

Und er redete und redete, aber immer um die Straftat herum. Marwin Lotzke versteckte sich hinter einem Vorhang aus Sprache, und er hatte genug Gründe dafür. Stunde und Stunde verging, während ich versuchte, seiner habhaft zu werden.

Aber es hat Vorteile, wenn man sich ganz auf jemanden anderen konzentrieren muss, mehr, als man eigentlich will.

Als ich nach sechs Stunden Gespräch nach Hause fuhr, hatte ich Hunderte Fragen gestellt und war ganz ausgefüllt mit der Geschichte dieses Mannes. Ich musste Max von Andreas abholen, meine Woche begann, und Katinka wartete bei Ines auf mich. Meine Gedanken überschlugen sich: Habe ich überhaupt irgendetwas zu essen im Kühlschrank? Morgen ist Sonntag, Quality-Time. Allein das Wort machte mir Druck auf der Brust. Ich könnte zum See fahren oder zu Ines in den Garten? Mal sehen. Max abholen, Hund holen, einkaufen, kochen ... Der Trainer ... vielleicht habe ich Größenfantasien. Bilde ich mir ein, ich könnte das Elend dieser Welt verhindern, wenn ich mich nur genug anstrenge?

Max wollte zu Ines in den Garten. Nachdem die Kinder im Pool verschwunden waren, erzählte ich ihr von meiner Begegnung.

»Ich muss einfach selbstsicherer werden, nicht immer so unsicher sein. Aber vielleicht ist das auch Quatsch und ich darf mir nur nicht einbilden, alles ändern zu können, müsste nur akzeptieren ...«

»Mann, Mann«, unterbrach sie mich. »Jetzt hör mal bitte damit auf und lass uns nachgucken, was man eigentlich macht, wenn man so einen Verdacht hat.« Sie klappte ihren Laptop auf.

Wir googelten eine halbe Stunde, machten ein paar Umwege, stellten uns etwas bang die Frage, was eigentlich passiert, wenn man im Internet als Suchbegriff »Pädophilie« eingibt, und bekamen ein paar Informationen zusammen: Man soll eine Beratungsstelle für sexuellen Missbrauch oder das Jugendamt des Wohnbezirkes anrufen, es gibt für so etwas auch seit einiger Zeit Missbrauchsbeauftragte.

Schließlich stießen wir auch auf das Dunkelfeldprojekt, wohin sich Pädophile wenden können, die noch nichts gemacht haben. »Lieben Sie Kinder mehr, als Ihnen lieb ist?«, stand da auf der Seite.

»Das hätte ich ihn fragen können!«, sagte ich zu Ines, aber sie fand die Idee unmöglich. Wir einigten uns darauf, dass man ihm eine Visitenkarte des Dunkelfeldprojektes auf den Tisch hätte legen können oder in die Brieftasche oder sonst wohin.

Wir waren abends spät zu Hause.

Am Montagmorgen nach dem Frühstück fiel mir ein, dass ich noch nicht in Max' Hausaufgabenheft gesehen hatte. Mist, nie denke ich rechtzeitig daran! Prompt las ich in roter Schulausgangsschrift der Lehrerin Frau Kluge: »Für die Bastelstunde bitte fünf leere Toilettenpapierrollen mitbringen.«

Ich bekam Herzrasen.

»Max! Mahax ...? Ihr habt heute Bastelstunde? Warum sagst du mir denn nichts?!« Er zuckte mit den Schultern. »Weiß nicht ...« Ich rannte aufs Klo, zum Glück waren noch genug Rollen da. Es war kurz vor sieben.

»Los, Max, komm her, hilf mir mal!« Er wollte erst noch

seine Cornflakes aufessen. Schließlich verteilten wir Klopapier von fünf Rollen im Bad, in großen Schwüngen entstand ein riesiger Haufen, auf dem er herumtrampelte. Katinka sah uns von der Tür aus zu. Dann rannten wir zu dritt zur Schule, ich rannte wieder zurück, setzte Katinka zu Hause ab und ließ mich um kurz nach halb acht durchgeschwitzt hinter das Lenkrad fallen.

Das Auto. Die Arbeit. Meine Patienten. Meine Kollegen. In der Klinik herrschten Ruhe und Frieden. Es wird »Guten Tag« und »Auf Wiedersehen« gesagt, man klopft an die Tür, bevor man eintritt. Man schreit nicht herum, und alles geht einen ruhigen, geordneten Gang. Ein Glück, ich kann jetzt dorthin.

Meine Therapiegruppe leitete ich nicht, ich saß lediglich dabei und ordnete die Sache ein wenig, und manchmal nahm ich die Luft raus, wenn es hoch herging. Es war viel weniger anstrengend als so mancher Montagmorgen zu Hause. Die Sitzung war trotzdem erfolgreich, oder vielleicht gerade deshalb. Und wie in der vorbildlichsten Straftäterbehandlungsgruppe hatten am Ende alle über ihre Straftaten und ihre Rückfallvermeidungspläne gesprochen.

Es gab auch einen Verdachtsrückfallvermeidungsplan und einen tragischen Unfall- und einen allgemeineren Körperverletzungsrückfallvermeidungsplan. Mit mir wollte am Ende niemand mehr Gutachterin und Patient spielen. Wahrscheinlich aus Angst vor meinen Auftritten. Insofern war es dann doch keine Theatergruppe geworden, wie mein Plan das vorgesehen hatte.

Aber in einer unserer letzten Treffen ergriff Herr Kluttich das Wort, und ich hörte zu, wie er zu den anderen dreien sagte: »Ich war so oft wütend in dem Streit mit Sven. Ich dachte, er hat einen anderen. Die ganzen Wochen war ich fix und fertig. Und ich konnt ja mit keinem reden. Gab niemand, nur uns beide. Und dann kam er abends nicht nach Hause. Und dann hab ich den ganzen Tag Bier getrunken, und das Messer hatte ich schon in der Hand, als er nachts reinkam, weil ich dachte, gleich bring ich ihn um, so am Ende war ich.«

»Und dann ist er dir ins Messer gestürzt?«, fragte Herr Knieriemen leise und ohne den Ansatz eines Zweifels.

»Ja«, antwortete Herr Kluttich und rieb mit den Händen über seine Knie.

»Aber wenn er nicht gestürzt wäre, hätte ich ihn … Ihr wisst schon. Das ist klar.«

Später sagte er das so auch dem Chefarzt und dem Gutachter. Wir durften ihn lockern, er ging in die Evangelische Gemeinde, spielte da Akkordeon in einer Band, er arbeitete in der U-Bahn-Reinigung, alle Urinkontrollen auf Alkohol waren sauber, er wollte erst mal Single bleiben, und alles war gut.

Bis zu unserem Telefonat an einem Dienstagmorgen im September.

Die Leiche in seiner Wohnung hieß Rolf Schmidtke und war ein stadtbekannter Trinker. Und er war eines vollkommen natürlichen Todes gestorben. Schlaganfall. So die gute Nachricht aus der Obduktion. Mit Herrn Kluttich führte ich ein ernstes Gespräch über Kontakte zu Alkoholikern. Mein Eindruck war, dass der Schreck bei ihm tief saß. Das notierte ich in meinen Behandlungsverlauf.

Im Dezember, kurz vor Weihnachten, bekam er seinen

Entlassungsbeschluss. Er stand auf dem Stationsflur neben dem Plastikweihnachtsbaum mit den bunten Lichtern, neben ihm ein blauer Müllsack mit seinen letzten Sachen. Ich drückte ihm den Koffer mit dem Akkordeon in die Hand und sagte: »Nehmen Sie das mal mit, ich habe ja keine Verwendung mehr dafür.«

Er sah auf den Boden und sagte: »Danke.«

Dann drehte er sich mit dem Koffer und dem blauen Sack um und ließ sich ein letztes Mal nach draußen durchschließen. Ich sah ihn nie wieder.

Erst als ich den Abschlussbericht über Herrn Kluttich schrieb, fiel es mir auf. Ich kopierte meine Anamnese in die Word-Vorlage und las Korrektur. Und vor meinen Augen stand ein Satz, eindeutig von mir selbst geschrieben: »traumatisches Ereignis in seinem 4. Lebensjahr, Pat. harrte mehrere Tage allein neben seinem verstorbenen Großvater aus.«

Ich war wie vom Donner gerührt. Das zweite Mal in seinem Leben war er neben einer Leiche erwacht. Nicht einmal in einem Nebensatz hatte er es im Zusammenhang mit dem Toten auf seinem Sofa erwähnt. Und ich hatte es vergessen, einfach aus meinem Gedächtnis gestrichen, nicht nachgefragt.

Ich hatte den Fußballtrainer nicht gefragt, ob er auf Jungs steht. Ich hatte Andreas nicht gefragt, wie er sich fühlt, wenn er das Bild von Max sieht. Ich hatte den Oberpfleger nicht nach Herrn Aschers Selbstmord gefragt.

Ich hatte immer nur mich selbst gefragt.

Und in meiner Erinnerung an Herrn Kluttich steht seitdem diese offene Frage. Die ich hätte stellen müssen und nicht gestellt habe.

Die dunkle Seite

Das Ministerium schickte uns eine der üblichen Aufnahmeankündigungen. Ungewöhnlich daran war nur der Name. Ronja Berk. Eindeutig weiblich.

Bis vor Kurzem waren Patientinnen in einer anderen Klinik aufgenommen worden. Nun saßen wir über dem Papier auf der Station zusammen und suchten nach Hinweisen auf unvollständige Transsexualität. Vielleicht schon eine Namensänderung, aber der Körper noch männlich? Geht das überhaupt? Wir fanden nichts, sie war offensichtlich im Ganzen weiblich. Nachdem die Empörung darüber etwas verflogen war, rief der Oberpfleger den Chefarzt an und bekam eine Erklärung.

Es gab keine freien Plätze in der anderen Klinik. Die Aufnahme war unabwendbar. Also überlegten wir, wie die Unterbringung halbwegs sicher organisiert werden könnte. Für eine junge, wahrscheinlich doch traumatisierte Frau unter lauter Männern. Tätermännern. Schließlich wurde ein Einzelzimmer mit kleiner Toilette am Ende des Flurs hergerichtet. Es war abschließbar, und wir diskutierten unter dem Blickwinkel der Sicherheit das notwendige Verschließen der Tür von innen. Es gab eine technische Lösung. Abschließen möglich, aber für außen blieb der Spezialschlüssel bei den Pflegern. Morgendliche Dusche im Gemeinschaftsbad allein, unter pflegerischer Beobachtung der Tür.

Sie war eine verhuschte, schmale junge Frau und kam gerade frisch entgiftet aus der Untersuchungshaft – von Crystal, Kokain und natürlich Alkohol und Cannabis. Um ihr Einzelzimmer herum breitete sich Patschuligeruch aus.

Diesen Geruch kannte ich von meinen obdachlosen Straßenmädchen, ich verband damit Verwahrlosung, und meine Sorge wurde größer. Entgegen unserer Erwartung aber überboten sich die Männer auf der Station an Zurückhaltung und Höflichkeit. Der Umgangston verbesserte sich merklich. Und als einer unserer ausgewiesenen Frauenhasser mal etwas von »blöde Fotze« im Vorbeigehen murmelte, gab es fast eine Schlägerei. Es war viel weniger Schutz nötig als gedacht. Offenbar hatte sie auf der Straße ausreichend Zeit mit diesen Männern verbracht und kam mit ihnen zurecht.

In den wenigen Jahren seit ihrer Jugend hatte sie einen steilen und tragischen Absturz hingelegt. Bis in den Maßregelvollzug muss man es mit dreiundzwanzig Jahren erst einmal schaffen! Drogen, Obdachlosigkeit, Drehtürpatientin der Allgemeinpsychiatrie – sie hatte alles, was das Strafgesetzbuch an Kleinkriminalität hergibt, auf dem Kerbholz, und irgendwann hatte sie gemeinsam mit ein paar anderen Jugendlichen einen Mann erschlagen. Vielleicht einen Freier, vielleicht nicht.

Sie überfielen ihn in seiner Wohnung, um ihn auszurauben, und dann war die Sache eskaliert. Am Ende schlugen sie ihm zwölf volle Wasserflaschen nacheinander auf den

Kopf, abwechselnd und mit Wucht. Sein Schädel war wohl schon nach der dritten Flasche gebrochen, und spätestens nach der fünften war er tot, aber sie hatten nicht aufgehört. »Overkill« nennt man das, wenn der Tod des Opfers allein nicht ausreicht. In der Ermittlungsakte hatte ich die Obduktionsfotos gesehen, und ich erinnerte mich an die prächtige Farbigkeit der Organe, verbunden mit großen roten Pfeilen, die Verletzungen markierten. Den Rest vergaß ich.

»Ich habe Angst hier«, sagte sie in einem der ersten Gespräche und sah aus wie einer der aufgeplusterten, gerupften jungen Spatzen, die in den Straßenpfützen vor meiner Haustür badeten. Dunkle Schatten lagen unter ihren Augen, und eine kurze, spitze Nase unterstützte das Vogelartige an ihr noch. Sie war ein Stückchen größer als ich und wog nur etwas über vierzig Kilo.

»Wir haben Sie hier im Auge«, sagte ich. »Wenn Sie konkreten Anlass zur Besorgnis haben, melden Sie sich bitte.«

Sie schwieg und knetete weiter ihre Haare.

»Wir werden über eine Reihe von Dingen sprechen. Ihre Lebensgeschichte, die Unterbringung, Zukunftsvorstellungen, die Straftaten.«

»Ich würde jetzt gern gehen«, sagte sie.

Ich erwiderte: »Wir sehen uns nächste Woche«, und schloss sie durch das Gitter auf die Station zurück.

Während der nächsten Therapiestunden beobachtete sie eindringlich meine Tischplatte und knetete dabei mit quer vernarbten Unterarmen ihr dunkelbraunes krauses Haar. Es stand wild von ihrem Kopf ab. Die Füße steckten in riesigen schwarzen Springerstiefeln, die an ihren dünnen Beinen hingen. Nur weil die Schuhe keine Stahlkappen hatten, durfte sie die hier tragen. Und vielleicht hatte der Sicherheitsmann auch ein Auge zugedrückt für die einzige Patientin weit und breit. Ich fragte sie nach Alltagsangelegenheiten, und sie antwortete mir in einem Altkriminellenjargon, den ich sonst nur auf den Fluren der Trakte hörte, wo Insassen mit langen Haftstrafen untergebracht waren. Von sechzig-, siebzigjährigen Haudegen, die »Zeche ziehen« oder »jemandem ne Schwalbe geben«, bevor sie sich abends in der »Bahnhofsquelle« treffen, wenn ihnen keiner »Penne jibt«. In manchen Gefängnissen muss für diese Kundschaft eine Seniorenabteilung eingerichtet werden.

Ich behandelte sie sanft, forderte nichts von ihr und ließ sie sprechen, worüber sie mochte und solange sie wollte. So ging es einige Zeit. Und nach fünf oder sechs Monaten gewöhnte sie sich an mich und wurde zutraulicher. Wie ein gezähmtes Tier. Ich war froh. Sie lächelte, wenn sie in mein Büro kam, und knetete ihre Haare nicht mehr. Nur noch manchmal rieb sie sich minutenlang die Oberschenkel mit den Handflächen, als müsste sie sich ihrer eigenen Anwesenheit versichern. Als Ersatz für das Schneiden der Arme.

»Ich muss einen Schlag von meinen richtigen Eltern mitbekommen haben«, sagte sie. »Meine Mutter hat wirklich alles versucht mit mir.« Sie meinte die Adoptivmutter.

Mit vier Jahren war sie in die Familie gekommen, da hatte das Schlimmste schon hinter ihr gelegen: Die leibliche Mutter war drogenabhängig, der Vater verließ beide, als das Mädchen ein Jahr alt war, und zwei weitere Jahre später starb die Mutter an einer Überdosis. Nachbarn fanden das verwahrloste Kind in einer vermüllten Wohnung. Der Vater war nicht mehr aufzufinden, und das Jugendamt stellte die Suche nach ihm ein. Sie wurde in eine Pflegefamilie gebracht. Beste bürgerliche Verhältnisse, eine Ärztin und ein Ingenieur. Die Familie gab es nach der Adoption noch acht Jahre.

»Ich hab die doch nur fertiggemacht«, sagte sie. »War besser für alle, dass ich gegangen bin.« Sie war klug.

Ihre Adoptivmutter kam zu Besuch in die Klinik, alle vierzehn Tage. Sie war eine große dunkelhaarige Frau in ihren mittleren Jahren. Ich sprach allein mit ihr, und sie erzählte: »In den ersten Wochen, als sie zu uns kam, hörte sie nicht auf zu essen, sie schlief am Tag und wurde nachts wach. Vor allem hatte sie Angst, anscheinend war sie nie gebadet worden, sie schrie wie verrückt. Und ich glaube, das ist am Ende alles genauso geblieben. Als ob Zeit keine Bedeutung hat und keine Wunde heilt.« Es sei daraus die Leidensgeschichte, die Via Dolorosa ihrer Ehe geworden, meinte die Mutter. Und Ronja Berk das Projekt.

Sie verfolgten es mit akademischer Gründlichkeit. Das Mädchen konnte sich nicht konzentrieren, war unruhig, weinte viel, schlug andere Kinder. Es wurden Maßnahmen ergriffen: Erziehungsberatung, Termine bei Ärzten, im Jugendamt und sozialpädiatrischen Zentrum, kinderpsychiatrische Diagnostik, Feststellung des sonderpädagogischen Betreuungsbedarfs, Erstellung von Frühförderplänen. Es erfolgten eine kinderpsychiatrische und psychotherapeutische Behandlung – und bald die Psychotherapie der Eltern.

Das gesamte Hilfesystem für Kinder mit Verhaltensproblemen hatten sie ausgeschöpft. Die Diagnosen waren unspezifisch, von kombinierter Störung des Sozialverhaltens und der Emotionen war die Rede. Worte, die nur beschreiben und nichts erklären. Man weiß nur, es ist Husten, aber nicht, woher er kommt. Man nennt es »komplexes biopsychosoziales Ursachengefüge« und meint: Sprengstoff.

Die Adoptiveltern taten mit dem Kind genau das, was ich auch getan hätte an ihrer Stelle. Aber als die Pubertät kam, brach alles zusammen. Die Ehe, die Familie, die Schule, das letzte Fünkchen Stabilität. Das Mädchen Frau Berk kam nicht mehr nach Hause, nahm Drogen, verletzte sich selbst.

Ich konnte kein Erziehungsversagen entdecken. Das ist selten.

Am Ende der Stunde lehnte sich Frau Berk, die Ältere, zurück und strich sich das Haar aus der Stirn: »Ich bin im Grunde froh, dass sie hier ist. Wo sie bleiben muss und nicht wegrennen kann. Ich wünschte, es hätte nicht erst jemand sterben müssen. Aber es gibt diesen Punkt nicht, an dem man sein Kind aufgibt.«

Sie strahlte eine solche Kraft aus, und sie verlor kein schlechtes Wort über ihren Ex-Mann. Denn der hatte die Nerven verloren und sich verabschiedet, als das Kind knapp zwölf war. Ich dachte an Andreas und fragte sie direkt, warum er gegangen war. Mehr aus eigenem Interesse.

»Er konnte nicht mehr und hat sich wegverliebt«, sagte sie, ohne den Hauch einer Verstimmung in den Worten. »Aber diesen Ausweg gibt es für mich nicht. Er hat ihn genommen, es war schwer, aber letztlich verstehe ich ihn.«

Ich nickte.

»Das ist eine ziemliche Leistung«, sagte ich. Eine, die ich selbst wohl nie erbringen werde, dachte ich.

Ich fing an, mit der jungen Frau Berk psychotherapeutisch zu arbeiten. Wir sprachen über innere Anteile und die versteinerten Erfahrungen der Kindheit in uns. Das Gefühl, unerwünscht, nicht gewollt und verlassen zu sein, hatte sie immer begleitet. Und alle gegenteiligen Erfahrungen in der neuen Familie hinterließen keine Wirkung mehr in ihr. Sie zeichnete sich selbst als kleine Figur auf einer schiefen Ebene in einem leeren schwarzen Kosmos.

»Ich fühle mich immer wie ein Fremdkörper, getrennt von allen. Manchmal bin ich wie nicht mehr da, als würde ich mich einfach auflösen. Dann geht nur noch schneiden oder eine Pille. Und wenn ich wieder wach bin, geht's aber auch nicht, und ich muss mich wieder abschießen.«

Ihre Verlorenheit war kaum zu ertragen. Psychotherapeutische Methoden bieten zum Glück etwas Halt, auch für Therapeuten. Verhaltensanalysen, Gedanken, Gefühle, Körper beschreiben. Konsequenzen anschauen, kurz-, mittel-, langfristig. Alternativen finden. Wann nimmt das verlassene Kind das Steuer in die Hand, und was passiert dann? Und was sagt der fürsorgliche Erwachsene dazu? Ich war mir unsicher, ob ich mit der ganzen Strategie nicht nur mich selbst beruhigte. Angesichts ihrer Geschichte. Und nach jedem Gespräch lüftete ich eine Weile mein Büro.

Ein paar Monate später saßen wir in der ersten Behandlungskonferenz. Ich sollte über den aktuellen Stand berichten.

»Frau Berk ist reflektiert, vorwiegend psychisch krank. Frühkindliche Traumatisierung mit Bindungsstörung, wahrscheinlich somatische Stigmatisierung aus der Herkunftsfamilie, hohe emotionale Sensitivität, Probleme mit der Emotionsregulation«, sagte ich.

Diese Formeln sind so ungeheuer praktisch. Man kann Sie wie einen Schutzschild benutzen. Nichts ernsthaft Kriminelles, meinte ich damit, ohne es auszusprechen. Mehr krank als böse.

»Sie wird einen guten Verlauf nehmen, wir sollten sie zügig lockern, wenn alle Urinkontrollen sauber sind«, fügte ich an.

Der Oberpfleger hielt dagegen. »Frau Berk manipuliert, ich traue ihr keinen Millimeter über den Weg, und sie ist gefährlich.«

Das nervte mich nun etwas. »Was sind Ihre Argumente?«, fragte ich zurück. »Gibt es Beobachtungen an ihrem Verhalten, die das belegen?«

»Äh, nein«, stotterte er, »war nur so ein Gefühl.«

»Gut«, sagte ich zufrieden in die Runde, »wir können unsere Beurteilung nicht allein auf komische Gefühle stützen.«

Ich führte meine Arbeit weiter. Und es war klar: Wir müssen sie rauslassen, lockern. Sie müsste sich auf ein Draußen vorbereiten.

Der Oberpfleger sprach mich eines Morgens an. »Glauben Sie mir, da stimmt was nicht. Ich traue ihr nur so weit, wie ich sie sehe.«

»Ja. Aber was soll ich mit dieser Information anfangen?«, fragte ich ihn. »Soll ich jetzt zu ihr hingehen, ach übrigens, der Oberpfleger traut Ihnen nur so weit, wie er Sie sieht?« Ich sah auffordernd zu ihm hinauf.

»Hm«, knurrte er, er schien mein Problem zu verstehen

und dachte nach. »Was halten Sie davon, sie einfach noch länger zu beobachten?«, fragte er schließlich.

»Na gut, ja. Wenn wir etwas haben, dann genug Zeit.«

Ich sprach das Thema in der Supervision an, erläuterte den Konflikt mit dem Oberpfleger und mein ganzes schönes Konzept, das die psychische Störung von Frau Berk erklären sollte, bis mich Frau Malvi unterbrach: »Aha, und wie erklären Sie sich in diesem Gefüge die Straftat?«

»Ja, ähm, Emotionsregulationsprobleme?«, stotterte ich. Eine Erklärung und keine Erklärung. Nur ein hohles Wort. Am Anfang hatte ich mit Frau Berk darüber gesprochen. Da war sie wortkarg gewesen. Erst jetzt, als ich gefragt wurde, fiel es mir auf.

»Aha«, sagte Frau Malvi. Sie hatte einen wertfreien und unbewegten Blick, in den ich unweigerlich alle meine Befürchtungen hineininterpretierte. Jetzt hieß dieser Blick: »Sind Sie denn mit dem Klammerbeutel gepudert, diese Straftat nicht zu bearbeiten?«

Sie half mir sogleich aus der Klemme: »Früh gestörte Patienten sind innerlich so fragmentiert, dass sie in jedem von uns etwas anderes auslösen. Sie, Frau Richter, sehen den verletzten Anteil von Frau Berk und wollen sie beschützen. Der Oberpfleger nimmt den aggressiven Anteil wahr und will sie begrenzen. Sie haben beide recht. Die Frage ist, wie bekommen Sie die Teile zusammen, aus denen dann Frau Berk wird.«

»Hm«, sagte ich und nach einem Moment, in dem ich überlegte, ob ich eine so blöde Frage überhaupt stellen kann: »Und wie soll ich das machen?«

»Es gibt diese andere, dunkle Seite in ihr«, erklärte Frau

Malvi. »Sprechen Sie mit ihr darüber, lassen Sie den schmutzigen, ungewollten Anteil nicht aus. Sehen Sie die Patientin als ganze Person. Sie ist mehr als nur Opfer und Kranke. Wie wir alle.«

Leicht beschämt und voller guter Vorsätze kam ich aus der Supervision, aber bevor ich mit Frau Berk sprechen konnte, sprang mir die Wirklichkeit in den Weg.

Der Oberpfleger stand am nächsten Morgen schon im Flur und wartete, als ich aus der Schleuse trat. Es hatte eine Schlägerei gegeben, Herr Wilk, unser Psychosekranker, war verprügelt worden. Es ging offenbar um Geschäfte. Drogengeschäfte. Es musste Alarm ausgelöst werden, man war dazwischengegangen und hatte alle einzeln befragt. Anschließend wurden einige Zimmer genau durchsucht, und als man mit langen Stricknadeln die Erde in kleinen Grünlilientöpfen durchbohrte, wurden Bargeld und eine betäubungsmittelverdächtige weiße Substanz in Folientütchen gefunden, die ins Labor gewandert waren.

Die Grünlilien befanden sich im Zimmer von Frau Berk. Sie hatte das Geschäft aufgezogen und offenbar am meisten dabei verdient. Während ich mit ihr über verletzte innere Kindanteile gesprochen hatte.

Ich ließ mich im Stationszimmer auf den Drehstuhl fallen. Ich hatte mich über die Verbesserung der Selbstfürsorge gefreut, als sie nach ein paar Wochen die kleinen Pflanzen in ihr ansonsten kahles Zimmer gestellt hatte. Dabei hatte mein zerbrechlicher Liebling Drogen eingeschmuggelt, versteckt, ein ganzes Handelsnetzwerk auf der Station aufgezogen und dafür gesorgt, dass Mitwisser eingeschüchtert wurden. Herr Wilk hatte etwas mitbekommen, und darum war er verprügelt worden.

Meine Güte! Eine Kriminelle. Hier! Unglaublich.

Ich wusste nicht, ob ich lachen oder weinen sollte. Christiane Richter! Wie blöd kann man sein?

Dabei hatte ich doch über ihre Kriminalität gesprochen, ich ging meine Stunden durch. Ja, anfangs, grob. Die Gewalttat, die Vorgeschichte. Aber dann hatte ich nichts davon während unserer Gespräche bei ihr wiedergefunden und das Thema irgendwie auf dem Weg verloren. Trotz des Stacheldrahts, der Mauern und der Alarmanlage. Aus purem Zufall war niemand ernstlich zu Schaden gekommen.

Der Oberpfleger drückte mir eine Tasse Kaffee in die Hand.

»Alles an Frau Berk sagte mir ›Beschütz mich, kümmere dich!‹. Aber sie hat längst gelernt, sich selbst zu beschützen und sich zu beschaffen, was sie braucht. Und zwar um jeden Preis«, murmelte ich leise, fast hoffend, er würde es nicht hören.

»Sieht so aus«, antwortete er mir aber doch und lehnte sich an den Türrahmen. Ich wartete auf den Satz: »Ich hab's Ihnen ja gesagt«, aber er kam nicht.

»Es ist aber auch eine Zumutung, dieser blöde Psychojob. Straftat ausblenden, Kontakt aufnehmen. Straftat einblenden, natürlich ganz ohne Abscheu, Straftat bearbeiten, wieder ausblenden. Augen zu, Augen auf, wieder zu, wieder auf. Rinn in die Kartoffeln, raus aus die Kartoffeln. Im Stundentakt vielleicht noch? Zwanzig Mal in der Woche? Übel ist das!«

Er lachte. »Ich finde, Sie machen das ganz gut«, sagte er.

»Ja, aber ich werde noch verrückter dabei, als ich schon bin.«

»Berufsrisiko. Ich war auch mal zwanzig Kilo leichter.«

Ich seufzte: »Lassen Sie mir eine Stunde Zeit. Dann spreche ich mit ihr.«

Und er sagte: »Wir haben hier so viel Zeit, wie Sie wollen.«

Ich raffte mich auf und lief die Treppen hinauf in mein Büro. Da war es also passiert. Was ich mir mühsam abgewöhnt hatte, die zu frühe Konfrontation, das Alles-richtigmachen- und Auf-der-guten-Seite-sitzen-Wollen – es war mir auf die Füße gefallen.

Es verändert sich mit der Zeit der eigene Maßstab, dachte ich, während mein Computer hochfuhr. Das muss man erst mal mitbekommen.

Mir fiel eine Szene mit meiner Schwester vor ein paar Monaten ein. Wir frühstückten an einem Wochenende zusammen, und als die Kinder spielten, sprachen wir über einen Fall, der in der Zeitung stand. »Mann schneidet Mitreisendem den Kopf ab«, lautete die Schlagzeile, und meine Schwester sagte: »Hast du das gehört, oh Gott, stell dir das mal vor, ist doch furchtbar!«

»Der Teufel oder irgendein Dämon hat ihm das wahrscheinlich befohlen. War bestimmt eine Psychose«, sagte ich ungerührt, biss von meinem Brötchen ab und kaute weiter. Meine Schwester sah mich länger an. Ich wunderte mich und hörte auf zu kauen. »Du bist ein merkwürdiger Vogel«, sagte sie langsam.

Wahrscheinlich hatte sie recht. Obwohl ich mich ganz normal fühlte. Meistens jedenfalls.

Ich heftete ein paar Unterlagen von meinem Schreibtisch in die Akten ein. Raub, Diebstahl, Körperverletzung. Ja nun. Tötung des Intimpartners? Kann schon mal passieren. Tötung eines Freiers? Häufiger werden wohl die Prostituierten angegriffen. Und überhaupt diese Täter-Opfer-Nummer.

Ich zog die Akte von Ronja Berk aus meinem Schrank und öffnete die Anlage mit den Bildkopien.

Ein verbogener, aufgerissener Körper, rostrot die Schädelinnenseite, sandfarben das Gehirn. Schwarz geronnenes Blut, in dem weiße Knochensplitter steckten, dunkelblaue Flecken auf fast weißer Haut mit tiefen Schnitten, aus denen sonnengelb das Fettgewebe quoll. Die zerbrechliche Körperlichkeit des Lebendigen. Ich hatte es nicht ernst genug genommen. Echte Opfer sind Kinder und Frauen, dachte ich. Freundliche Männer landen auf Platz zwei. Gefolgt von Opfern, die keine echten Opfer sind. Zum Beispiel alte Männer, die jugendliche, drogenabhängige Prostituierte besuchen.

Meine Hierarchie der guten Opfer.

Hatte ich nicht herabgeschaut auf die Rangfolge der Straftaten unter den Patienten? Dieser vernichtete Mensch hier war mir durchgerutscht. Ich schloss die Akte. Wir sind Menschen. Männer und Frauen sind Täter und Opfer. Von körperlicher, sexueller, emotionaler Gewalt. Wer will ermessen, was davon zerstörerischer ist?

Ich rief im Stationszimmer an, man brachte mir Frau Berk, und der Patschuligeruch füllte mein Büro. »In dem Moment, als Sie dieses Geschäft aufgezogen haben, hier vor ein paar Wochen, da waren Sie nicht zerbrechlich. Sondern rücksichtslos, zielgerichtet. Und kein Opfer«, sagte ich zu ihr. »Ich habe diesen Teil von Ihnen nicht sehen wollen und niemandem damit einen Gefallen getan.«

Sie sah mich an und griff sich in die Haare. »Dann isolieren Sie mich doch, am besten jetzt gleich«, und sie hielt mir ihre vernarbten Arme hin, als ob ich sie persönlich fesseln sollte.

»Nein«, erwiderte ich, »so leicht ist das nicht zu lösen. Wir werden uns schon damit beschäftigen müssen. Mit den Entscheidungen, die Sie getroffen haben, als Sie die Sache hier aufgezogen haben. Und als Sie den Raub geplant haben. Und als Sie die erste Flasche gegriffen haben. Und als Sie die anderen angefeuert haben.«

Sie lehnte sich zurück. »Ich habe mich schon gewundert, warum wir darüber gar nicht reden«, war ihre Antwort.

Frau Krüger lacht

Es war das erste Gespräch mit ihr, und als wir auf die Sache zu sprechen kamen, begann sie einen Satz mit »Mein Murkel …«, und mir wurde übel. Die tiefe Bauchatmung kannte ich da schon, Selbsterfahrung sei Dank. Ich entschuldigte mich kurz, stand auf und öffnete das Fenster. Dann setzte ich mich wieder.

Frau Krüger kam von Station sieben zu mir. Ich sollte beurteilen, ob sie später gelockert werden konnte. Sie saß mir gegenüber und wollte entlassen werden. Das Mehraugenprinzip war als zusätzliche Absicherung gedacht. »Mein Murkel« war der Säugling, den sie vor neun Jahren umgebracht hatte.

Erschlagen hatte sie ihn, um genau zu sein. Das Mädchen war nicht sofort gestorben. Es hatte Stunden gedauert, immer wieder war sie in das Zimmer gegangen, in dem das Baby lag, in langen Abständen, und hatte wütend auf es eingedroschen. Dazwischen sah sie fern im Wohnzimmer nebenan. Ihr Mann war auf einer Geburtstagsfeier. Zum Schluss griff sie das Kind an den Füßen und schlug seinen Kopf gegen den Bettpfosten. Die Kleine war sechs Wochen alt. Der Schädel brach. Schweigend erbrach es sich. Der

Mann kam spät nach Hause, er fuhr den stummen Säugling in die Klinik. Da war der Schädel längst angeschwollen und das Gesicht grau. Das Baby starb bald.

Die Kollegin hatte über sie geschrieben: »Fall von massiver innerfamiliärer Gewalt bei chronischer Überforderungssituation und narzisstischer Persönlichkeit, Tatleugnung. Aber geringes statistisches Rückfallrisiko. Keine fremden Opfer, keine Vorstrafen, hohes Tateinstiegsalter, keine Substanzmittelprobleme, stabile soziale Beziehungen, Familienplanung abgeschlossen, Sterilisation auf eigenen Wunsch erfolgt, weitere Kinder dauerhaft fremduntergebracht. Geringes Risiko für erneute Gewalthandlungen. Bitte um Überprüfung der Lockerungseignung.«

Eine Auswertung der polizeilichen Ermittlungsakte fand ich in ihren Unterlagen nicht. Also auch keine Fotos einer Babyleiche. Darüber war ich nicht unglücklich. Sie anzusehen, wäre mir sinnlos vorgekommen. Im Laufe der Zeit hatte ich eine beachtliche Sammlung grausamer Details in meinem Gedächtnis angehäuft. Irgendwann hielt ich es nur noch mit dem Wissen um mein schlechtes Gedächtnis aus. Weil ich sicher sein konnte, dass ich die meisten Bilder, Worte und Szenen wieder vergessen würde. Ich war vorsichtig geworden mit mir selbst. Wenn es im Fernsehen um Verbrechen ging, schaltete ich um, und das Zeitunglesen stellte ich zeitweise vollkommen ein.

An die porzellanene Zerbrechlichkeit eines Säuglingskörpers, die mich immer etwas geängstigt hatte, erinnerte ich mich aber doch, auch ohne Fotos. Ein Kopf, der nicht allein gehalten werden kann. Max hatte blonden Flaum. Meine Nichte braune Haare, die nach oben abstanden. Arme, die sich nicht bewegen, und die dünne Haut über der offenen Fontanelle, eine ständige Mahnung an Sorgsamkeit und Schutz. Ein Wesen, das noch nicht im Leben angekommen, aber doch schon da ist. Dieses sichtbare, körperliche Ausgeliefertsein hatte mir nach der Geburt monatelang Albträume beschert: Ich war allein in der Wohnung, das Haus stürzte ein, und Max lag verschüttet hinter der Kinderzimmerwand. Ich grub und grub und konnte ihn nicht retten.

Frau Krüger war eine schmale, braun gebrannte Frau Mitte vierzig, also einige Jahre älter als ich. Ihre blond gefärbten halblangen Haare waren in festen Wellen über den Kopf gelegt. Es war eine Frisur, der kein Windstoß etwas anhaben konnte. Betonseele, Betonfrisur, war mein erster Gedanke, für den ich mich sogleich innerlich rügte. Ich wollte nicht nach Äußerlichkeiten urteilen. Eine Sonnenbank hatte Falten in ihr rundes Gesicht gekerbt, das in ihrer Jugend sicher einmal als süß bezeichnet worden war. Die kleine Stupsnase, ein voller Mund und schwarz umrandete blaue Augen, nun verbunden durch tiefe Gräben, die sich wie Schnitte über ihr Gesicht zogen. Sie hatte eine mädchenhafte Figur, trug einen schwarzen Minirock und eine kanariengelbe Bluse. Ein seltsamer Kontrast zu ihrem tiefbraunen, gealterten Gesicht.

»Ach …«, seufzte sie, nachdem ich mich wieder gesetzt hatte, »es war eine so schwere Zeit damals. Heutzutage weiß man ja so viel über das Schütteln von Babys. Sogar in der U-Bahn soll es Nummern geben, wo man Hilfe bekommt.«

Ich atmete tief ein. Ich hatte sie schon nach ihrem Befinden gefragt, es ging ihr gut, so weit. Ihr Hobby war Hundesport, sie besaß damals einen Schäferhund. Er war abgerichtet, und sie veranstaltete mit ihm allerhand Sprung-, Sturz- und Suchübungen, von denen sie mir ausführlich berichtete. Über das Tier sprach sie wie über ein Sportgerät. Sie war lange verheiratet. Drei der gemeinsamen Kinder lebten in Pflegefamilien. Der Ehemann war auf fast schmerzhafte Weise unterwürfig. »Daniel hat mir verziehen«, hatte sie über ihn gesagt. »Er ist bei mir geblieben, obwohl ich ihm gesagt habe, dass er mich verlassen soll.«

»Ich hatte so wenig Unterstützung, mir ist einfach die Sicherung durchgebrannt«, fuhr sie ohne Zögern fort.

Dann wollen wir doch mal sehen, wie sie heute mit Frustration umgeht, dachte ich. Schrittweise wird das geprüft. Wer im Gespräch beim Gutachter tobt, kann sich draußen erst recht nicht beherrschen.

Also sagte ich: »Der lang gezogene Tatablauf und die vielen Gewalthandlungen sprechen nicht dafür, dass Ihnen die Sicherungen durchgebrannt sind. Und Sie haben Ihr Kind auch nicht geschüttelt, sondern geschlagen. Und zwar mehrfach.« Das konnte sie nicht ignorieren.

Sie sah mich für einen Moment eisig an. »Was die Rechtsmediziner da erzählt haben, das stimmt nicht. Diese Verletzungen, das kann ich gar nicht gewesen sein. Ich habe nur einmal geschüttelt, sie hat ja einfach nicht aufgehört zu schreien.«

Aha, dachte ich, da ist die Tatleugnung.

Sie blieb gefasst. Die Frustrationstoleranz war nicht das Problem. Und dann: »Ich hörte, Sie haben Kinder, dann kennen Sie das Problem bestimmt. Jede Mutter kennt das.«

Nun, da hatte sie natürlich recht. Max hatte in den ersten drei Monaten stundenlang geschrien. Ich hatte mir Andreas zurückgewünscht, mehr als einmal, nur für einen Moment der Ruhe. Eines Abends war ich allein und weinend mit dem schreienden Baby auf die dunkle Straße gelaufen, überschwemmt von Ohnmacht, nachdem er sechs Stunden hintereinander gebrüllt und nichts geholfen hatte. Baden nicht, Massieren nicht, Wiegen nicht, Schaukeln nicht, Musik nicht, Stillen nicht, Nuckel nicht, Hinlegen nicht, dunkles Zimmer nicht, Wärmelampe nicht, Medikamente gegen Blähungen nicht. Er blieb ein kleiner, roter, sich krümmender Babykörper mit der Lautstärke eines landenden Flugzeugs, eine einzige Anklage an das mütterliche Unvermögen. Es war nicht so, dass ich den Impuls, diesen dunklen, entlastenden kleinen Drang nicht kannte, der daraus entstand. Es einfach ausschalten. Stille haben. Egal wie.

Damals hatte Max sich beruhigt, in der Kälte der Nacht. Zum Glück für uns beide.

Ich hatte daran schon gedacht, als ich die Akte gelesen hatte, und versucht, mich ihr mit dieser eigenen Erfahrung des Scheiterns zu nähern. Man kann als Mutter die Nerven verlieren. Ich wollte nicht nach Äußerlichkeiten richten, auch nicht nach der Grausamkeit der Tat. Veränderung ist nur über Verständnis möglich. Aber es ging eine Eiseskälte von ihr aus, eine Unberührtheit und Gleichgültigkeit, die es mir schwermachte.

Ich registrierte die Grenzüberschreitung mir gegenüber und zögerte einen Moment. Sollte ich das aufgreifen? Stattdessen entschloss ich mich, ihre Bemerkung über unsere gemeinsamen Erfahrungen zu ignorieren und sie erst einmal nach ihren anderen Kindern zu fragen.

»Seit wann leben die drei Großen nicht mehr bei Ihnen?« Zwei ihrer Söhne waren damals zwei und drei, die Tochter vier Jahre alt.

»Ach, das Jugendamt hatte schon recht. Die meinten, es sei doch zu viel für mich mit denen«, sagte sie. Es schien ihr nicht schwergefallen zu sein, sie abzugeben.

»Und trotzdem sind Sie so schnell wieder schwanger geworden?«, fragte ich.

»Ach, ich wollte nicht. Immer habe ich gesagt, nein. Aber Daniel wollte unbedingt.« Sie betonte jede einzelne Silbe und legte eine Pause ein. »Irgendwann habe ich mich breitschlagen lassen, und dann hat mir niemand geholfen. Niemand. Können Sie sich das vorstellen? Obwohl ich doch vorher genau gesagt hatte, was ich brauche. Ich bin einfach zu gutmütig gewesen.«

Ich entschied mich dafür, genauer nachzufragen. »Mein Eindruck ist, dass Sie die Verantwortung für die Gewalttat auf ihren Mann abschieben. So als wären Sie das eigentliche Opfer.«

Sie sah mich regungslos an, ihr Gesicht war mit einer dicken Schicht Make-up bedeckt.

»Nein, da irren Sie sich«, entgegnete sie mir, »damit das nicht noch einmal passiert, habe ich mich sterilisieren lassen. Ich übernehme also die Verantwortung.« Sie fixierte mich triumphierend.

»Aus welchem Grund haben Sie sich für diesen Eingriff entschieden?«, fragte ich.

»So oft habe ich mich überreden lassen. Dabei war schon

nach der ersten Schwangerschaft klar, dass mir niemand hilft. Für alle sollte ich liefern, aber ich spielte nie eine Rolle. Für niemanden. Sie können meinen Mann fragen. Jetzt endlich hat er es eingesehen.« Er hatte im Paargespräch bei meiner Kollegin die ganze Version bestätigt. Reuig und zerknirscht seine Mitschuld an dem Tod des Kindes eingeräumt.

Die Sache war problematisch. Ich bemerkte, dass ich mich kaum in sie einfühlen konnte. Sie schien untergründig angespannt zu sein, ich kam mir kontrolliert vor und musste ständig dagegen ankämpfen, nicht selbst wütend zu werden. Ich fühlte etwas von ihrer inneren Welt. Da schien es schwarz-weiß zuzugehen. Das kannte ich, und auch mit der »Niemand kümmert sich um mich«-Litanei hatte ich gewisse Erfahrungen. Opfersein hat einfach zu viele Vorteile.

Manchmal benötigt man für die Beurteilung mehr Information. Nach dem Gespräch durchforstete ich die Akte und suchte noch einmal nach den Kopien der Ermittlungsakten. Aber ich fand keine. Ich rief die Kollegin an, Station sieben, Frau Krüger war erst wenige Monate bei ihr. Die Ärzte hatten in den letzten Jahren oft gewechselt. Ein Problem im Maßregelvollzug, selten hält es jemand lange dort aus. Dabei war die Angelegenheit »Krüger« hinten runtergefallen.

Wir forderten die Unterlagen an, und ich las die Zeugenaussagen des Ehemanns, der Schwiegermutter und die Schreiben des Jugendamtes zur Situation der Kinder.

Kurz nach dem Tod des Säuglings hatte die Polizei den Ehemann befragt. Da stand er unter Schock, wollte sich trennen und hatte offen gesprochen. Sie habe über alle geherrscht. Bei Widerworten sei sie schnell wütend geworden, sie habe ihn beschimpft und über Jahre geschlagen. Eine Anzeige bei der Polizei gab es allerdings nie. Bei dem Familiengespräch fünf Jahre später in der Klinik hatte sich der Wind schon wieder gedreht. Die Kollegin hatte notiert: »Partner selbstbeschuldigend, bagatellisierend, unterwürfig.«

Wann immer sie schwanger war, hatte sie besonders viel erwartet. Zuwendung, Entlastung von jeder Verantwortung, bedingungslose Versorgung. Dann war sie freundlicher. Von den Schwangerschaften hatten also alle etwas. Den Kindern gegenüber verhielt sie sich jedoch fast vollkommen gleichgültig, fütterte sie nicht, wickelte sie nicht, nahm sie nicht auf den Arm. Ihr Mann übernahm diese Aufgaben. Sie beschäftigte sich mit Hundesport. Als das erste Kind zwei wurde, gerade als es Nein sagen konnte, war auch dieser Frieden vorbei. Sie schlug und schrie, der Junge wurde verhaltensauffällig, und das Jugendamt nahm ihn aus der Familie. Mit ihrer Zustimmung.

Und so ging es mit Kind zwei und drei. Das Jugendamt hatte schnell reagiert. Ungewöhnlich schnell. Die Verzweiflung der Bearbeiterin über die neuen Schwangerschaften stand zwischen den Zeilen der in neutralem Amtsdeutsch formulierten Schreiben. Man hatte auch bei Kind vier, dem toten, mit Problemen gerechnet. Nur nicht schon nach sechs Wochen.

Befragt worden war damals ihre eigene Mutter. Sie hätte nicht aussagen müssen, aber sie tat es. Es wurde ein Rundumschlag. »Seit sie zwölf war, ist sie mir völlig entglitten. Ich hab ja immer gewarnt vor ihr. Drogen hat sie früher genommen, davon muss der Schaden sein. Wir wussten uns schon nicht mehr zu helfen. Ich hab immer alles getan für sie. Die schlägt nach ihrem Vater, der war auch so ein Schwein.«

Frau Krüger hatte mir nur wenig erzählt über ihre Kindheit. Was ich wusste, war: Der Vater soff und prügelte, bis die Mutter ihn verließ. Hochschwanger trank sie Rotwein und sprang vom Küchentisch, um das unerwünschte Kind »wegzumachen«. Zu der Geschichte hatte Frau Krüger gelacht und gesagt: »Na ja, aber Unkraut vergeht eben nicht …«, und so war sie doch zur Welt gekommen. Die Mutter arbeitete, die Männer wechselten, am Wochenende durfte die Tochter ihr Zimmer nicht verlassen. Es wurde zugeschlossen, von außen. Als kleines Mädchen musste Frau Krüger zur Strafe ihren einzigen Teddy verbrennen, im Ofen des Wohnzimmers. Ihr war am Tisch das Besteck heruntergefallen.

Sie hatte es ohne jede Beteiligung erzählt, als würde sie über die Geschichte eines Fremden sprechen. Und natürlich hatte sie mir leidgetan, mit ihrer übertünchten, jugendlich getrimmten Fassade und der ganzen Schminke über dem Schmerz.

Es gab eigentlich nur zwei Versionen, in denen mir die eigene Kindheitsgeschichte erzählt wurde. Entweder so abgetrennt vom eigenen Ich, als ginge es überhaupt nicht um die eigene Person. Oder aber es wurde jede einzelne Ungerechtigkeit protokolliert und unterstrichen. Frau Krüger kombinierte beides.

Sie war ein gequältes, ängstliches Kind, das sein Heil darin suchte, stärker als andere zu sein und sich nie wieder auszuliefern, nie wieder ohnmächtig und klein zu sein. Und zumindest der Hund und ihr Ehemann taten immer, was sie sagte. Sie erinnerte mich an Herrn Heinz, nur in weiblicher Ausführung. Denn es gibt da auch eine Theorie, die besagt, dass die Störung der Sexualpräferenz beim Mann ihre Entsprechung in der ebenso seltenen Störung der Fortpflanzungsfunktion bei der Frau hat.

Das Problem war nur, sie bemerkte selbst nichts von alldem.

Wie ihre eigene Mutter verschanzte sie sich hinter einer Maske aus Überlegenheit und verharrte in einer Opferpose, die sie mit Krallen und Zähnen verteidigte. Ausschließlich andere Menschen waren die Ursache ihres Übels. Eine Spirale, aus der es keinen Ausweg gab, außer die Unterwerfung und im Zweifel Zerstörung des anderen.

Ich erinnere mich, wie ich die Aussage ihrer Mutter las und mir dabei das Wort »Vernichtungswille« einfiel. Als wollte sie mit dem Säugling auch den ohnmächtigen Teil in sich selbst auslöschen.

Ihre Biografie hatte viel mehr mit der Gewalttat zu tun als die damalige Lebenssituation. Und die seelischen Folgen einer Lebensgeschichte lassen sich nicht durch Sterilisation erledigen. Das machte die Prognose bei Frau Krüger ungünstig und sprach gegen eine Entlassung. Die Patientin musste wenigstens in Ansätzen etwas davon begreifen.

Ich besprach den Fall zur Sicherheit in der Supervision, und am Ende unseres letzten Gesprächs sagte ich zu Frau Krüger: »Ich kann Ihre Lockerungen nicht befürworten. Die Informationen aus den Akten des Jugendamtes haben ergeben, dass Sie gegenüber Ihren anderen Kindern und

Ihrem Ehemann Gewalt angewandt haben. Bisher war das nicht bekannt.« Sie lachte auf. Ein Lachen, das eher einem trockenen Husten glich. »Das muss therapeutisch bearbeit …«

»Sie kosten mich noch mal zehn Jahre«, unterbrach sie mich barsch. Ihr Ton war kalt, analysierend. Und entschlossen.

Später fragte ich mich, ob ich das Aufblitzen in ihren blauen Augen nicht gesehen hatte oder wenigstens ein Zucken um ihren Mund. Sie sprang von ihrem Stuhl auf, eine Spannung baute sich auf in Sekundenbruchteilen, und ich stand auch abrupt auf. Einen Schritt ging ich rückwärts zur Tür und bemerkte gleichzeitig, es war zu weit bis dahin. Die rechte Hand griff nach dem Alarmgerät an meiner Seite. Es war ein Reflex. Ich hatte diesen kleinen roten Knopf in all den Jahren nicht bedient, es ging erstaunlich leicht. Als wäre es nur ein Spielzeug. Einen geraden, langen Schritt tat sie auf mich zu, sie war etwas kleiner als ich, und plötzlich schnellte ihr rechter Arm nach vorn, als wollte sie hinter mir etwas greifen. Ich nahm einen süßlichen Deogeruch aus ihrer Bluse wahr – und ich fühlte keinen Schmerz, nur einen kalten Druck im Rücken und einen Geschmack nach Blut im Mund, metallen und irgendwie vertraut. Sie sah mich fest an und ich dachte: Scheiße, wer holt jetzt Max ab?

Einen halben Atemzug lang taumelte ich, ohne Angst, nur ein leichtes Genervtsein war da, leicht wie eine Feder. Muss das denn wirklich sein jetzt, hier? Der Abschied wäre mir nicht schwergefallen, das weiß ich seitdem. Nur der Zeitpunkt war falsch, das Kind nicht alt genug.

Ich fiel rückwärts, wie in meinen Träumen, rückwärts ins

Bodenlose, und als mein Kopf aufschlug, spürte ich schon nichts mehr. So habe ich nicht gesehen, wie sie auf mich herabgeschaut hat. Aber später habe ich es mir immer wieder vorgestellt. Heute glaube ich, dass es ihr um diesen Moment gegangen ist. Sie wollte mich nicht töten, sie wollte mich fallen sehen.

Es war ein stiller Alarm, kein Geräusch auf den Gängen außer an den kleinen Piepern der Männer, die Bereitschaft hatten. Die Pfleger waren fast zur selben Zeit da, sie musste sie erwartet haben. Das Messer hatte sie auf den Tisch gelegt, ein Obstmesser aus der Küche mit schmaler, langer Klinge. Sie hatte nichts zu verlieren. Man brachte sie nach unten, das SEK fuhr bereits vor.

Die Situation, die mich geängstigt hatte, anfangs hinter dem Stacheldraht, und die uns alle fortwährend beschäftigt hatte: Wer tritt zuerst durch die Tür? Wo steht der Patient, und wo stehe ich? Was ist mit spitzen Gegenständen auf dem Schreibtisch und wie zerbrechlich sind die Glasscheiben in den Fenstern? Wann steht ein Pfleger vor der Tür oder sitzt neben mir oder weiß nur Bescheid, wo ich bin, falls ich nicht wiederkomme? Und die anderen Ängste, die ich vergessen musste, um meine Arbeit zu erledigen … ich hatte niemals ernsthaft geglaubt, dass es passieren würde. Mein Kreislauf hatte mir das Licht ausgeknipst. Und diesmal war der Totmannalarm echt. Ein echter Tote-Christiane-Alarm. Die Angst, das schnelle Aufstehen, der Schmerz und der zu niedrige Blutdruck, ich war in Ohnmacht gefallen. Vielleicht hatte sie deshalb nicht nachgesetzt mit ihrem Messer.

Als ich wieder zu mir kam, lag ich auf dem Boden meines Büros auf der rechten Seite und hatte Mühe, die Augen zu öffnen. Ein Stuhl scharrte neben mir und jemand verschloss das Gitter mit einem leisen metallenen Klicken. Ich blinzelte, und sah ich auf zwei Knie, die doppelt so groß wie mein Kopf waren und sich als die des Oberpflegers herausstellten. Ich spürte ein Stechen im Brustkorb und ein Betonklotz schien auf mir zu liegen. Man hatte mein Hemd etwas nach oben gezogen.

»Traumatischer Pneumothorax«, hörte ich ihn leise sagen und sein Gesicht erschien in meinem Blickfeld.

»Ist das eine gute Nachricht?«, flüsterte ich. Mein Kopf dröhnte.

»Ja, ziemlich gut.« Er lächelte.

Dann setzte man mir eine Sauerstoffmaske auf und jemand legte eine Decke über mich. Nach einer Weile wurde das Gitter wieder aufgeschlossen, mit dem vertrauten Schlüsselklirren. Der Oberpfleger griff mir mit den Worten »Na, dann wollen wir mal« unter den Arm. Ich versuchte aufzustehen, und ein Schmerz fuhr in meine rechte Seite, als würde mir das Messer erst jetzt zwischen die Rippen gestochen. Die Beine knickten weg, ich bekam keine Luft, aber er hatte mich schon von hinten gepackt und fest umarmt, sodass ich nicht noch einmal fiel. Er hievte mich in einen Rollstuhl. Ich kam mir vor wie ein tonnenschwerer, atemloser, bewegungsunfähiger Alien an einem Sauerstoffschlauch. Scheiße, wollte ich sagen, aber es wurde nur ein Husten unter der Maske.

Der Oberpfleger griff das Handy auf meinem Schreibtisch. »Wen soll ich anrufen?«, fragte er und schob die Maske herunter auf meinen Hals.

»PIN 2307«, flüsterte ich, »Ines!«

Er zog die Maske wieder über meine Nase, seine Hand war groß und rund, ich sah sie zum ersten Mal so nah. Dann ging er hinaus, und ich hörte ein tiefes, leises Murmeln hinter der Tür.

Ein Vorteil, wenn man an einem großen Krankenhaus in der forensischen Psychiatrie arbeitet, sind die kurzen Wege. Man fuhr mich durch die Schleuse, der Sicherheitsmann nickte betreten. Das scharfe Zischen der Stahltür kam mir lauter vor als sonst, der Oberpfleger legte die Hand auf meine Schulter, »bis später dann«, und verschwand. Über eine Rampe schob man mich vorbei an zwei schwarzen Bussen, an deren Türen drei schwer bewaffnete Polizisten lehnten. Sie waren so aufgepolstert vor lauter Ausrüstung wie schwarz-grüne Michelin-Männchen. Sie hatten ihre Sturmmasken auf. Ich fragte mich, was wohl in den vielen Taschen um den Brustkorb drin ist.

Ein Mittel gegen Frau Krüger?

In einem VW-Bus, an dem in blauen Buchstaben »Krankentransport« stand, fuhr man mich um zwei Ecken vor die Chirurgie und lud mich wieder aus. Ein weiß bezogenes Bett mit Blick auf den Parkplatz. Der Arzt trug eine schwarze Hornbrille und inspizierte die Wunde.

»Pneumothorax, kollabierte Lunge, da haben Sie ja mal Glück gehabt.« Ich glaube, er war froh, dass ich nichts darauf antworten konnte. Manchmal hatte ich ihn in der Kantine gesehen.

Dann wurde ich in einem Raum mit grünem Ölsockel geröntgt, und eine junge Krankenschwester nahm mir Blut ab. Sie lächelte ohne Worte, ihre Hand zitterte. Später kamen eine andere Schwester und der Arzt zu mir, ich drehte mich mühsam auf die Seite.

»Steißbeinprellung«, flüsterte die Schwester, das kannte ich vom Reiten. Ist schmerzhaft, aber ungefährlich.

Ich versuchte, trotz des Stechens tief einzuatmen. Man hängte mich an den Tropf, legte eine Drainage und versicherte mir, dass es bald besser werden würde.

Am nächsten Tag kam Ines mit Max. Sie war blass und hielt meine Hand. Max stand neben den Schläuchen. Ich griff ihm in die festen, blonden Haare. »Wann kommst du wieder nach Hause, Mama?«, fragte er, und ich sagte: »Morgen, Süßer, oder übermorgen. Und du passt schön auf Katinka auf so lange, ja?«

Nachts schreckte ich aus dem Schlaf. Mein Herz raste, ein Stechen, keine Luft. Ich hatte Angst. Todesangst.

Ich bin wach und ich sehe mich, ich laufe durch den Stacheldrahtzaun, gehe durch die Schleuse an den Gittern vorbei und fühle keine Angst mehr. Sie steht neben mir, und spürbar ist sie nur noch in den Augen der Menschen, denen ich davon erzähle. Jeder Tag mit Missbrauch, Vergewaltigung und Mord – ich bemerke kaum mehr, worum es eigentlich geht. Und je mehr ich denke und rede und schreibe, umso weniger nehme ich wahr. Die Angst, den Schmerz, den Abgrund. Ich darf das nicht immer fühlen, denn es lähmt mich, macht mich wütend. Ich kann nicht arbeiten, wenn mir diese Wirklichkeit im Nacken sitzt. Aber rettet es mich nicht auch? Analyse, Erklärung, Einfühlung, Veränderung. Eine Illusion von Kontrolle, auf der ich gehe wie auf Wolken. Wozu tue ich das?

Flach und langsam muss ich einatmen, durch die Nase,

nicht zu viel auf einmal. Ich verstehe. Ich darf nach der Luft nicht schnappen, der Körper will Luft, zu viel Luft, zu schnell für die zerstochene Lunge. Ich atme. Ich bin froh, meine Lippen sind geschlossen und kühle Luft fließt durch die Nase, von allein. Ich atme, ich werde nicht sterben. Nicht jetzt, nicht hier. In einem dieser Häuser liegt Frau Berk, liegt Frau Krüger, lagen Herr Matzke und Herr Baumann. In einem dieser Betten, wie ich. Aus dem Fenster ohne Gitter sehe ich auf die Laterne am Betonmast, der Wind bewegt die Blätter der Erlen, und ein weißer Schein fällt auf den asphaltierten Weg, mit einem harten Schatten. Ich gehe heute nicht zum Parkplatz, ich fahre nicht durch Bückeberg.

Ich zog die weiße Schnur neben meinem Bett an mich und drückte einen roten Knopf, auch hier ein stiller Alarm. Die Nachtschwester brachte mir ein paar Tropfen, und ich war dankbar wie ein Kind und schlief wieder ein.

Als ich aufwachte, saß der Oberpfleger neben meinem Bett und schaute aus dem Fenster. Ich drehte den Kopf einen Millimeter in seine Richtung, da sah er mich an.

»Wir haben sie nicht durchsucht. Es tut mir leid«, sagte er leise. »Wir dachten, das machen die von der Sieben. Und die dachten, wir machen es.« Ich wunderte mich.

»Sie muss das Messer kurz vorher aus der Küche mitgenommen haben.« Es schien ihn zu bedrücken. Ich hatte mir diese Frage nicht eine Sekunde lang gestellt und fand, er übertreibt.

»Warum nimmt eine Blondine ein Messer mit an den Strand?«, fragte ich ihn halblaut.

Er sah mich mit seinen blauen Augen an, als hätte ich den

Verstand verloren. Aber ich hob fragend die Augenbrauen, und nach einem Moment lächelte er: »Weil sie in See stechen will?«

Ich nickte und wir schwiegen. Wasser rauschte im Zimmer nebenan, etwas wurde auf Gummirädern über den Flur gerollt, metallenes Quietschen an einer Tür und entfernte Stimmen.

»Es war uns doch immer klar, wer unbedingt will, der macht das, oder?«, sagte ich und sah auf den Zugang in meinem Arm, durch den irgendwas Durchsichtiges in meinen Körper tropfte, beruhigend lebendig.

»Irgendwie schon«, sagte er, »und irgendwie auch nicht. Gar nicht. Überhaupt nicht. Es darf so nicht sein.«

Ich nahm seine große, runde Hand. »Es ist so. In jeder Sekunde, egal ob hier oder draußen. Es ist egal. Schuld hat Frau Krüger, sonst niemand.«

Er drückte meine Hand, nickte und stand auf: »Ich muss los. Erholen Sie sich. Und … kommen Sie nicht so schnell wieder.«

Ich sah ihm hinterher. Im Gehen füllte er die Zimmertür fast aus, und ich stellte mir vor, wie er in der Morgenrunde sitzen würde, hinter dem kleinen Notizblock, bewaffnet nur mit einem blauen Kugelschreiber. So wehrlos wie ich.

Der Chefarzt kam abends, als ich schon schlief, und die Polizei am nächsten Morgen für die Zeugenvernehmung. Es waren zwei Männer Mitte fünfzig in Zivil, die in ernstem Ton Fragen zum Tatablauf stellten. Ich kannte ihre Vordrucke, Hunderte Mal hatte ich sie gelesen, nur dieses Mal unterschrieb ich mit meinem eigenen Namen. Sie fragten mich, abseits des Protokolls, ob ich einen Verdacht gehabt hätte. Und ich sagte: »Nein, keinen Verdacht, keine anderen Vorkehrungen als die üblichen. Innerfamiliäre Gewalt, körperlich unterlegene Opfer, normale Intelligenz, langer Behandlungsverlauf, nicht vorbestraft, Sie verstehen? Dass etwas passieren würde, wusste ich erst in der Millisekunde davor.«

Die Männer waren gegangen und das Handy klingelte. Es war meine Mutter. Ich zögerte, aber nach dem fünften Klingelton nahm ich das Gespräch an.

»Liebes ...«, säuselte es mit einem Unterton schwerer innerer Erschütterung. »Was tust du mir an? Ich wäre fast gestorben. Du musst endlich aufhören. Bitte such dir was Sicheres. Ich ertrage das nicht, du bist schließlich mein Kind.«

Ich wusste, ich habe zwei Möglichkeiten. Entweder schreie ich: »Es geht zufällig nicht um dich gerade«, dann wird sie mich undankbar und hartherzig nennen. Schreien geht auch gerade nicht. Oder ich schweige und stelle sie mir als Kind vor, das niemals genug Zuwendung bekam. Dieses kleine Mädchen kann mich nicht trösten. Ich bin erwachsen.

Und ich sagte: »Es geht mir gut, mach dir keine Sorgen, wirklich. Es ist alles gut gegangen ... Bis bald.«

Mein Vater nahm uns oft mit ins Schwimmbad. Einmal drehte er sich im Wasser gedankenverloren um und ließ mich los. Das Becken war zu tief für ein vierjähriges Kind. Ich ließ mich auf den Boden sinken und stieß mich dort mit den Füßen ab. So kam mein Kopf wieder kurz über Wasser, ich holte Luft und blickte auf die lila Delle an seinem Rücken, bevor ich wieder versank. Er drehte sich nicht um.

Das ging zwei- oder dreimal so. Ich hatte keine Angst, es war ganz leicht. Jetzt stirbst du, dachte ich. Irgendwann sah er sich um und begriff die Situation. Entsetzt zog er mich hoch. Ich war verwundert über sein Erschrecken. Und erzählte niemandem etwas davon. Ich liebte ihn. Er ging trotzdem.

Aber bis heute habe ich diese Erinnerung an das Durcheinander auf seinem Schreibtisch von Büchern, Pfeifenreinigern, Tabak mit Vanillegeruch und Unmengen Dünndruckpapier, auf dem er mit blassem Bleistift fremdartige Zeichen schrieb. Wir bauten Höhlen aus Bücherstapeln, Decken und Stühlen, stellten die runde Bodenlampe hinein. Er legte sich zu uns und las japanische Märchen vor. Von einem hilfsbereiten, hässlichen Mann, dem die Waldgnome zum Dank Warze und Buckel abnahmen. Und von seinem hochmütigen, reichen Nachbarn, der von der Geschichte Wind bekam, auf Reichtum hoffte und Warze und Buckel erhielt. Sicherheit und Frieden und ein leichter Tod. Das war mein Vater, und er hat mir oft gefehlt. Auch in diesem weiß bezogenen Krankenhausbett mit dem Schlauch im Arm und der Angst im Nacken.

Zwei Tage später wurde ich entlassen. Zu Hause traf ich wieder auf Frau Krüger, sie stanzte sich in mein Gehirn und lag auf meinem Bett mit gelber Bluse und schwarz umrandeten Augen. Die Angst kommt wellenförmig. Das Messer war klein, später in der Gerichtsverhandlung sah ich es. Mit einem schwarzen Plastikgriff, die Klinge angeschliffen, die Seiten stumpfes Metall. Sie stand über mir, jede Nacht, und starrte auf mich herunter, und ich hatte keine Arme und keine Hände, war nur ein hilfloser Torso, bis ich schweißgebadet erwachte.

Ich hatte Angst vor dem Einschlafen, jeden Abend. Ich schlief auf der Matratze auf dem Boden. Katinka legte sich neben mich, ich kraulte ihr dunkles Fell, und manchmal lief ich durch den erleuchteten Flur zu Max, hielt seine Hand und hörte sein Atmen, so lange, bis ich selbst wegdämmerte.

Eines Nachts griff ich das Messer und rammte es Frau Krüger in den Hals. Ich träumte. Du darfst mich nicht töten, ich habe ein Kind!, schrie ich. Ich muss hierbleiben! Anfassbar sein! Und ich presste die Hand fest um den Plastikgriff, mit einem gallertigen Widerstand glitt das Messer in ihren Hals und drückte eine Sehne zur Seite. Sie brach zusammen. Und es war alles gut, kein Blut, eine saubere Sache. Ich hatte Frieden, nur dieses Vibrieren in meiner Handfläche, als ich erwachte. Auch der Hass kommt wie eine Welle. Ich vernichte dich, so wie ich vernichtet wurde.

Es war nicht der Lungenflügel, nicht die kleine klaffende Wunde in der Seite, die eine schmale weiße Narbe wurde. Für immer Frau Krüger in meiner Haut. Es war der Abgrund, der die Hoffnung auf das Gute im Menschen verschluckt. Das Vertrauen platzt wie die Lungenbläschen und es gibt keine Drainage dafür.

Ich stemmte mich dagegen. Du willst mich nicht töten, nicht zerstören. Ich weiß es, du willst gut sein. Jeder von uns will das. Es ist der einzige Weg. Kein Sondereinsatzkommando steht neben mir, ich habe keine Sturmmaske, keinen Schlagstock, keinen Schild. Ich vertraue auf diesen anderen Teil in dir. Denn es gibt keinen anderen Weg, wenn es Heilung geben soll. Ich öffne mich, und du kannst mich verletzen. Du kannst mir ein Messer in die Seite rammen, du kannst mich vernichten.

Und vielleicht rettet mich das Lachen über ein paar Kinderreime oder der immergleiche Ablauf der Dinge, die getan werden müssen, vielleicht all die Schönheit unter dem hohen Himmel, vielleicht ein wegbrechender Kreislauf. Und vielleicht überhaupt nichts.

Ich habe versucht, ihr zu verzeihen. Es ist mir nicht gelungen.

Sicherer Ort

Ines brachte mich nach der Entlassung aus der Klinik zu unserem Hausarzt. Ich ging durch den grellweiß beleuchteten Wartebereich auf den Tresen zu, seine Arzthelferin, die ansonsten Haare auf den Zähnen hatte, sah erschrocken hinter ihrem Bildschirm hervor. »Frau Richter!« Ihre Stimme war ungewöhnlich sanft. »Gehen Sie doch bitte gleich durch zum Doktor. Er wartet auf Sie im Sprechzimmer drei.«

Als ich eintrat, lehnte er an seiner himmelblauen Arztliege, in der rechten Hand einen Brief, ich erkannte das blau-schwarze Logo. Der Abschlussbericht des Krankenhauses. Er sah auf und ließ das Papier sinken.

»Wie oft im Leben sterben wir fast?« Ich war nicht sicher, ob er mich oder sich selbst gefragt hatte. Die senkrechten Falten zwischen seinen Augen schienen mir tiefer als sonst, und er lächelte nicht, sondern sah mich fragend an.

»Das ganze Leben ist Sterbenlernen«, sagte ich vorsichtig und setzte mich. »Hab ich jedenfalls bei Montaigne gelesen.«

Er schwieg. »Vielleicht übertreibt Ihr Herr Montaigne auch«, seufzte er, »ich bin froh, dass Ihnen nichts passiert ist. Vor vielen Jahren wurde ein Freund von mir erstochen, in seinem Sprechzimmer von einem Patienten. Der war unheilbar krank. Haben Sie Schmerzen?«

»Nein, jedenfalls nicht in der Lunge.«

Er nickte. »Es sieht nach dem Bericht körperlich alles gut aus. Ich gebe Ihnen etwas zum Schlafen mit. Für den Notfall. Es wirkt absolut zuverlässig, aber man wird abhängig, also seien Sie vorsichtig.« Ich nickte, und er fügte hinzu: »Und was Sie für die Seele tun müssen, wissen Sie ja besser als ich.«

»Mal sehen«, sagte ich und erhob mich.

»Kommen Sie alle vierzehn Tage vorbei, für die Krankschrift.« Er kramte in seinem Schreibtisch und gab mir einen kleinen Streifen Tabletten. »Nicht mehr als drei davon bis dahin.«

Ich blieb drei Monate zu Hause mit dem kleinen Psychiatrieprogramm: Ruhe, etwas Beschäftigung, ein Spaziergang am Tag und wenn möglich ein Gespräch. Der gleiche Ablauf, Tag für Tag. Aufstehen, frühstücken, Max zur Schule bringen, dreimal am Tag eine halbe Stunde Frischluft mit Katinka. Sie war langsamer geworden und sprang nicht mehr vor mir her. Wir gingen unsere Gebrechlichenrunde. Manchmal Spielplatz, einkaufen, kochen, regelmäßig essen. Ich war schreckhaft, aber die Routine ließ mich bald wie auf Schienen fahren. Zumindest tagsüber.

Ich nahm das grüne Büchlein aus dem Schrank, Montaigne und das Sterben. Er sammelte tröstliche Gedanken. Lukrez: »Alle sind gleich gebrechlich, keiner ist sicherer als die anderen, dass er den nächsten Tag erleben wird.« Und: »Wenn ihr das Leben genutzt habt, könnt ihr gesättigt und befriedigt scheiden.«

Habe ich mein Leben genutzt? Wir sollten immer fertig und marschbereit sein. Ich bin nicht marschbereit, denn das Kind ist da.

Das kleine Buch hatte so viele Seiten, ich saugte jeden Satz auf.

Trost, Beruhigung, ich habe nichts falsch gemacht. Das Leben leben. Was ist heute? Ich lebe, Max lebt, jetzt. Ein Anfang. Morgen vielleicht nicht mehr. Habe ich die Zeit genutzt? Ich hole ihn als Mittagskind aus dem Hort, und wir füttern die naschhaften Ziegen im Streichelzoo. Ob Montaigne sich das damals so vorgestellt hat? Fünfhundert Jahre später wird jemand in seinem Buch etwas Wichtiges suchen?

Nachts löste sich der Schutz auf. Jeden Morgen wollte ich dem Tag etwas Normalität abtrotzen, sprechen, laufen, essen. Die Minuten mit Frau Krüger teilten mein Leben in ein Davor und ein Danach. Wie durch eine gläserne Wand konnte ich zurücksehen, aber nicht zurückgelangen. Immer wieder sah ich mich in dem Davor: Frühstück mit Max, das Nutella ist alle, am Hort winke ich ihm zu am Fenster und die Autofahrt mit Johnny Cash, »American Recordings IV: Hurt«, die Strecke fahre ich im Schlaf. Durch die Schleuse gehen, Pfleger grüßen, Planette lesen. Unbeschädigt sein.

Mich quälte die Sehnsucht nach einem Ausweg.

Warum habe ich morgens nicht gesagt: »Max, wir schwänzen heute. Lass uns in den Tierpark gehen, zu den Hängebauchschweinen, und Softeis essen. Zwei große Schoko-Vanille.« Leichtes Fieber, ein Auffahrunfall, ein Sturz – warum nicht? Warum ich? Wäre es anders gewesen, an einem anderen Tag, zu einer anderen Zeit mit mir und Frau Krüger?

In der Nacht fiel ich in die Angst wie in ein bodenloses schwarzes Becken. Ich erwachte schweißüberströmt.

Mir fehlen Menschen. Ich bin zu viel allein mit mir und meinem Schaden hinter der Glaswand.

Dr. Holz besuchte mich. »Warum bin ich nicht in den Tierpark gefahren?«, fragte ich ihn.

Er sah mich ernst an: »Glauben Sie wirklich, dass wir unserem Leben auch nur eine Sekunde hinzufügen können?«

»Ich hab was gegen den Gedanken, dass es eine Vorsehung gibt. Das macht mich nervös«, sagte ich. Aber als er weg war und ich mit den leeren Teetassen allein am Küchentisch saß, beruhigte mich der Satz. Ich hätte gar nichts tun können. Es wäre sowieso passiert.

Andreas rief an: »Es tut mir leid«, sagte er, ganz ohne die Stimme zu senken. Ich stellte mir vor, er meint unsere ganze unglückselige Geschichte. Und ich konnte ihm nicht antworten, ich konnte nur versuchen, nicht zu weinen. Und da legte er schnell wieder auf, zum Glück.

Ines kam, sooft es ging. Sie lenkte meine Gedanken auf die praktischen Dinge und brachte Linsensuppe mit und manchmal Kuchen vom Bäcker an der Ecke.

Aber es war zu wenig, die Nächte wurden nicht besser, das Medikament war mein Freund. Ich brauchte Hilfe.

Als Psychotherapeutin findet man auch nicht leichter einen Psychotherapieplatz als andere. Zu Freunden konnte ich nicht gehen. Auch nicht zu Freunden von Freunden, wegen der Treffen auf Partys. Also ging ich zu einer Praxis ein paar Straßenecken weiter und hatte Glück, Frau Dr. Stach war nicht abgeschreckt von meinem Beruf. Ein Gespräch pro Woche bekam ich, fünfzig Minuten.

Einige Wochen erzählte ich von Frau Krüger, immer wieder von vorn, von den Träumen und meinen Versuchen, den Tag auf Schienen zu überstehen. Dann von der Arbeit, meiner Geschichte, den Eltern. Und zu Hause zeichnete ich Frau Krüger. Hunderte Mal.

Wie bringt man den lieben Gott zum Lachen? Indem man ihm sagt, was man morgen vorhat.

Ich kam mir vor wie das schmutzige kleine Nachbarsmädchen aus meiner Kindheit, es wohnte im Erdgeschoss unserer Mietskaserne. Sie war nicht älter als fünf. Einmal traf ich sie allein im Hausflur, sie fasste meine Hand und sagte: »Uwe hat Mama gegen die Wand geschubst«, und mit großen, ernsten Augen noch einmal: »Uwe hat Mama gegen die Wand geschubst.« Ich war damals nicht älter als zwölf und hatte nur etwas gestammelt wie »Erwachsene streiten sich manchmal«. Später sah ich, wie sie es auch der Nachbarin schräg gegenüber sagte, mit demselben Blick und der Hand an ihrem Arm. Noch später lernte ich etwas über den Wiederholungsdrang als Reaktion traumatisierter Kinder.

Meine Zeichnungen blieben stumm. Katinka wich mir nicht von der Seite; wann immer ich mich durch die Wohnung bewegte, folgte sie mir schweigend. Sie wurde wachsamer und bellte, wenn sich jemand der Tür nur näherte. Zum Einschlafen sang ich Max Lieder vor. »Der Mond ist aufgegangen« mit allen sieben Strophen. »Wollst endlich sonder Grämen, aus dieser Welt uns nehmen, durch einen sanften Tod.« Mir fiel David Foster Wallace ein:

»Die eigentliche Frage ist, wie wir es schaffen, dreißig, vierzig, vielleicht sogar fünfzig Jahre alt zu werden, ohne uns eine Kugel durch den Kopf zu jagen.«

Der Typ hat sich erhängt. Ist das eigentlich ein sanfter Tod?

Frau Dr. Stach übte mit mir. In bildhafter Vorstellung war ich schon immer gut. Die Sicherer-Ort-Übung. Mein sicherster Ort der Welt liegt auf einem Pferderücken, der Moment, wenn der Boden etwas näher kommt, weil das Pferd am langen Zügel in gestrecktem Galopp weiter ausgreift und es keine Grenze mehr gibt zwischen dem Tierkörper und dem Menschenkörper und dem Willen, zusammen über die Ebene zu stürmen. Ich kann dorthin jederzeit zurück, seitdem ich ein Kind bin, und weder Frau Krüger noch ein dunkler Schattenmann hat Zugang.

Und wir übten, den Angriff vor- und zurückzuspulen. »Sie kosten mich noch mal zehn Jahre«, die gelb-schwarze Gefahr. Ich stellte mir Frau Krüger als riesige Wespe vor und lachte. Du darfst der Angst nicht ausweichen, Christiane! Ihr Geruch wirkte stark nach, ich mied bei Rossmann die Abteilung mit den Deodorants eine ganze Weile.

Vorwärts, rückwärts, mein Satz, ihr Satz, aufstehen, süßlicher Geruch, kalter Druck und fallen. Fallen macht mich fertig. Ich zoome nahe heran, schwarzer Kajalstift, hellblaue Augen, braune süßliche Haut, Falten. Dieser Geruch. Ein Messer. Und ich zoome wieder heraus, wir beide an meinem Tisch, das Büro von oben, der Blick von außen durch das vergitterte Fenster unterm Dach, die backsteinerne Villa, umgeben von Stacheldraht. Woher kommt diese Vogelperspektive, wo wir doch nicht fliegen?

Irgendwann hatte ich es. Ganze zwei Minuten. In das Kino bei mir an der Ecke wurden früher Stapel von Filmrollen in flachen, schwarzen Hüllen aus Kunstleder geliefert. Ich überspielte meinen persönlichen Film auf eine Rolle aus vergilbtem, durchscheinendem Plastik. Und nachdem ich hundert Mal vor- und zurückgespult, heran- und weggezoomt, gerochen und geweint hatte, mich geekelt hatte und gefallen war, packte ich die Rolle in eine Kunstlederhülle und die in einen Schrank und schloss zu. Sehr fest, mit einem schweren gusseisernen Schlüssel.

Die nächtlichen Besuche von Frau Krüger wurden seltener, das gefährlich wirksame Schlafmittel brauchte ich nicht mehr. Und eines Tages sagte Frau Dr. Stach unter Nichteinhaltung der Abstinenzregel, die besagt, dass Psychotherapeuten sich mit persönlichen Kommentaren gefälligst zurückhalten sollen: »Frau Richter, ich höre Ihnen so gern zu, warum malen Sie eigentlich und schreiben nicht?«

Schreiben, dachte ich, als ich die Eingangstür ihrer Praxis hinter mir schloss. Schreiben. Du musst schreiben. Die Suche nach Wörtern. Was nützen die Bilder, wenn nur die Sprache Verbindung schafft? Zeichnen, die stumme Suche nach der Form. Das bin nicht ich. Mein Leben lang habe ich um Worte gerungen. Um die Verlassenheit zu ertragen, um Verständnis zu ergattern, um gehört zu werden.

Ich setzte mich an meinen Küchentisch und brachte die ersten Worte aufs Papier. Und auf eine fast erlösende Weise konnte ich wieder bei mir sein, ohne Angst. Ich schrieb Briefe an mich selbst, jeden Tag. Porträts meiner Schwester, von Max und eines von Andreas. Er kam dabei nicht so gut weg, und ich dachte an die Mutter von Frau Berk und fühlte mich klein. Ich beschrieb meinen Weg zum Arzt, zur Schule, hin und zurück. Die Wartenden in der Arztpraxis und die bärbeißige Schwester, von außen nach innen wie ein Bild aus Wörtern. Und irgendwann dachte ich an Herrn Matzke und notierte: »Meine Woche begann nun immer mit Herrn Matzke, mein Montag-neun-Uhr-Termin.«

Dann, als der Sommer näher kam, wollte ich wieder arbeiten. Wenige Stunden nur, ein Versuch. Und so fuhr ich drei Tage in der Woche in die Klinik. Ich hatte Angst, man würde mich behandeln wie eine Kranke. Ich wollte kein Mitleid, das mich nur weiter zum Opfer machte. Ich wollte kein Opfer mehr sein. Zum ersten Mal kam mir zugute, dass der Chefarzt keine Worte für Existenzielles fand: »Guten Morgen, Frau Richter«, sagte er und beobachtete mit leicht zusammengekniffenen Augen meine Reaktion. »Ich wünsche Ihnen einen guten Start. Schön, dass Sie wieder da sind.«

Eine emotionale Explosion für seine Verhältnisse. Ich bedankte mich und ging in mein Büro.

Frau Radtke hatte rosafarbene Tulpen auf meinen Tisch gestellt. Ich saugte angespannt die Luft ein, irgendetwas in mir hatte süßlichen Deogeruch erwartet. Aber es roch nur leicht nach Büromöbeln und Desinfektion. Im Vorbeigehen berührte ich den schwarzen metallenen Stuhlrahmen, von dem ich zuletzt aufgestanden war, lief um den Schreibtisch herum und setzte mich auf meinen Drehstuhl. Ich wartete auf eine Welle der Angst. Aber es kam keine. Und als der Computer hochfuhr und mein Desktop mit den letzten Arbeiten des Winters erschien, folgte ein minutenlanges

Plingpling von Hunderten Terminnachrichten der letzten Monate. Da stellte ich mir die Frage, ob jemand meine Behandlungspläne weitergeschrieben hat und welcher Patient als nächster in die Begutachtung geht, und ich öffnete meinen Wochenkalender und atmete einen kleinen Moment konzentrierter Normalität ein.

Die Pfleger brachten mir die Patienten ungefragt zum Gespräch, jemand stapelte die Stühle vor meiner Bürotür um, das Gitter klackte metallen, häufiger als sonst. Man sah mir unauffällig nach, wenn ich durch den Stationsflur ging. Es war wortlose, fast zärtliche Aufmerksamkeit. Von den Patienten gab es keinen Kommentar, die übliche Tagesordnung. Und das war gut. Prognose, Therapie, Entlassung. Hausbesuche, Behandlungsplanung, Lockerungskonferenzen. Es ging nicht um mich, es ging um die anderen.

Herr Wilke sprang einmal hinter der Verandaecke in meinen Weg, um mich zu erschrecken. Und ich erschrak mich auch. Aber seine Augenbrauen waren ausgerupft, weil er in dem Wahn lebte, der russische Militärgeheimdienst sei hinter ihm her, um ihn zu töten. Und ich sah in seinen Augen, dass seine Angst größer war als meine.

»Sechs Monate sind nicht viel Zeit«, sagte der Oberpfleger bei meiner morgendlichen Lektüre der Planette, während er Pillenschachteln in den Schrank sortierte. »Geht es Ihnen wirklich wieder gut?«

Ich überlegte einen Moment. »Wie gut ist wieder gut? Zum Arbeiten reicht es. Ich habe eine Psychotherapeutin und schreibe viel.«

Er drehte sich um und sah mich an: »Und worüber schreiben Sie?«

Ich fühlte mich ertappt. »Ja, so über dies und das. Erinnerungen, Sie wissen schon.«

Aber er hatte den Braten gerochen. »Gehöre ich zufällig auch zu Ihren Erinnerungen?«

»Ach, äh …«, stotterte ich.

Er schwieg und räumte die Schachteln unschlüssig wieder aus dem Schrank heraus. Ich sah auf meine Akte und wartete auf eine Reaktion.

Es war ein längeres Schnaufen. »Jetzt stehe ich unter Druck. Wenn man zitiert wird, muss man höllisch aufpassen.« Und nach einer Pause, mit Fistelstimme: »Liebe Frau Richter, das wollte ich schon lange mal sagen, Psychotherapie ist so wichtig … wirklich wahnsinnig wichtig.«

»Ich schreibe über Sie«, sagte ich lachend, »aber ich gebe Ihnen einen anderen Körper, einen anderen Namen, an einem anderen Ort zu einer anderen Zeit. Niemand wird Sie erkennen und mich auch nicht. Aber alles, was ich mit Ihnen erlebt habe, werde ich erzählen.« Ich wusste es erst, als ich es aussprach.

»Und das ist Ihre Rettung?«, fragte er mit einem Zweifel in der Stimme.

»Ja, ich glaube schon«, und ich blätterte mit einem leisen Rascheln das blau linierte Papier der Planette um.

Danksagung

Ich habe in diesem Text Erfahrungen verarbeitet, die ich in sehr unterschiedlichen privaten und beruflichen Beziehungen sammeln durfte. Das aus diesem Text schließlich ein Buch wurde, verdanke ich dem glücklichen Umstand, von Menschen umgeben zu sein, die an mich geglaubt, die mich ermutigt und unterstützt haben.

Zuerst möchte ich meinen Patienten danken, die sich mir in einer völlig unmöglichen Lebenslage – denn anders kann man einen Aufenthalt im Gefängnis oder Maßregelvollzug wirklich nicht bezeichnen – anvertraut haben. Die mir meine Fehler und Dummheiten verziehen und mich an ihren Kämpfen in den Untiefen des Menschseins teilhaben ließen. Und ich danke meinen Kolleginnen und Kollegen. Ohne ihre Rückmeldung, kritische Begleitung und ohne die unzähligen anregenden Gespräche wäre ich nicht die, die ich bin.

Danke an meinen Freund Ulrich Seidler, der mir überhaupt erst den Floh für diese Geschichten ins Ohr gesetzt hat und der mit seinem analytischen Verständnis das Gegengewicht zu meinem emotionalen Ton – auch gegen Widerstand – gebildet hat. Das Buch ist dadurch ein besseres geworden.

Alina Gause hat mich über Jahre begleitet. Sie hat mich ermutigt, an mich selbst, meine Stimme und das Projekt des Schreibens zu glauben und die Angst vor dem Sichtbarwerden zu überwinden.

Ich danke den Mitarbeitern von dtv für die Bereitschaft, meinen Text in einem Rahmen zu verlegen, der zu mir passt. Mit mir sind echte Gespräche geführt worden. Das ist durchaus keine Selbstverständlichkeit.

Und ich danke meiner Familie, ihr seid meine Gang! Friederike, Tom, Ben, Clara, Marlene, Anna, Jonas, Lea, Derrick, Tamara und Marie, Felix, Erika, Benny, Siegmar. Ohne euch existiere ich nur zur Hälfte – wenn überhaupt.

Danke an Thomas, meinen kritischsten Leser. Durch dich habe ich einen sicheren Platz in dieser Welt.

Die forensische Psychiatrie ist ein Feld, in dem wie unter einem Brennglas die existenziellen Probleme des Menschen sichtbar werden. Tod, Schuld, Freiheit, Schmerz, Isolation, Lebenssinn. Ich habe keine Monster dort gefunden, sondern nur Menschen, die damit hadern. Wie ich selbst.